CRYS DYAZ

Activate

CRYS DYAZ

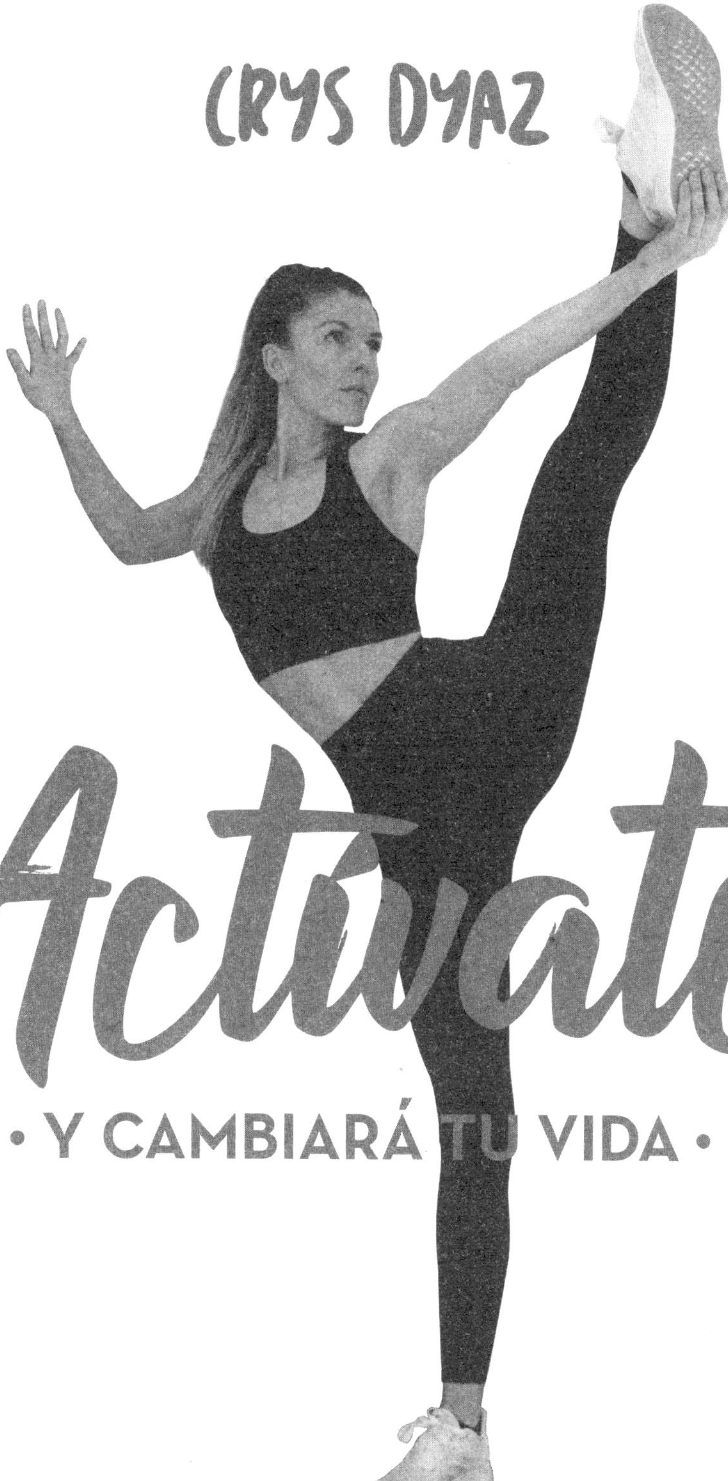

Actívate

• Y CAMBIARÁ TU VIDA •

Primera edición: enero de 2020

Avenida de San Luis, 25, 28033, Madrid
Tel.: 91 296 02 00
www.esferalibros.com

ISBN: 978-84-9164-738-6
Depósito legal: M-35645-2019
Diseño y maquetación: Dímeloengráfico, *www.dimeloengrafico.es*
Impresión: Anzos
Encuadernación: De Diego
Impreso en España-*Printed in Spain*

Índice

Agradecimientos

Para ti, papá. Porque sin ti no sería nada de lo que soy y porque tengo cada uno de los valores que me enseñaste grabados en mi alma. Gracias por tu lección de vida, esto y **TODO** es para ti.

GRACIAS también a ti, Rodri, por quererme tan bien y alzar mis alas.

GRACIAS a mis hijos (Nacho y Nico), por ser mi principal motor.

GRACIAS mamá y Noe, por conocerme, orientarme, regañarme y quererme como lo hacéis.

GRACIAS, Sara, por ser parte de este sueño.

GRACIAS, equipo, por hacerlo posible siempre.

Prólogo

En la vida, lo más importante —y también lo más difícil— es aprender a escuchar. Escuchar no solo con los oídos, escuchar con los ojos, escuchar con las manos, escuchar con el resto del cuerpo y, por supuesto, escuchar con el corazón. Yo llevo cuarenta y cinco años aprendiendo a escuchar, y todavía reconozco que no me sale.

Escuchas cuando dejas de lado lo que crees que ya sabías y vuelves a la realidad con ojos de principiante, como lo hiciste la primera vez. Como cuando te miras durante mucho tiempo seguido en un espejo, que empiezas a redescubrir esa cara que te devuelve la mirada y que ya has dejado de ser tú.

Si es que existe algo parecido a la felicidad, lo que tengo claro es que es un camino y que se recorre escuchando. Si no escuchas, retrocedes. Y si escuchas mal, te desvías y acabas vete a saber dónde.

Escuchar a tu cuerpo es parte de ese camino. El puñado de huesos, músculos, vísceras y grasa que nos envuelve es mucho más que un vehículo para desplazarnos. Nuestro cuerpo es también un amasijo de millones de sensores y detectores dispuestos a generar en nosotros todo tipo de emociones y sensaciones. Son millones de células continuamente trabajando y adaptándose para que nosotros sintamos hambre, sed, escalofríos, seguridad, esperanza, miedo, dolor o placer. Tampoco es casualidad que nuestra piel sea un órgano. Ni que sea de lo primero que ves.

Conocí a Crys ahora hace algo más de un año. Llevaba tiempo entrenando a mi mujer en Madrid y yo entrenaba solo cuando estaba en Barcelona.

Recuerdo perfectamente la primera vez que nos vimos. Me chocó mucho que a sus clientes les llamase pacientes. «¿Porque hay que tener paciencia para obtener resultados?», le dije, con mi sentido del humor tan desafortunado como de costumbre. Ella me sonrió e hizo ver que no me había oído. Menos mal.

De cualquier modo, después entendí el porqué. Todos los entrenamientos personalizados consisten en adaptarse a las necesidades del cliente. Eso lo encuentras en muchos sitios. Sin embargo, a medida que fuimos quedando, me fui dando cuenta de la gran diferencia. Comprobé que su trabajo consistía en mucho más que eso: como en cualquier diagnóstico, ella iba más allá. Y es que ella no solo se estaba adaptando a mi agenda, a mi edad, a mi sobrepeso crónico, a mi hombro semiluxado y a mi rutinaria falta de voluntad. Ella había estado escuchando lo que yo no era capaz de escuchar. Y le estaba haciendo caso a él, a mi cuerpo, y no a mí.

Supongo que eso es lo que hace de Crys —y de Rodri, su marido que, aunque madridista, es muy buen tío— profesionales de tanto éxito. La capacidad de escuchar aquello que ni siquiera tú habías sido capaz de intuir.

Nada más que añadir. Porque estás a punto de escuchar —con tus propios ojos— a alguien que lleva toda su vida escuchando. Y que, además, suele ser tan sincera como discreta mientras lo hace. Algo así como un confesor del cuerpo. Pero en versión laica 2.0.

Ah, sí, un consejo. Haz como yo. No le hagas demasiado caso si no quieres que de pronto se te ponga un cuerpazo de dios/a apolíneo/a absolutamente irresistible y tengas que quitarte a la gente de encima porque de pronto solo te valoran por tu físico.

Bueno, basta ya de decir tonterías. Te dejo con la que realmente sabe de esto.

Y a ti, mi querida Crys, solo una palabra: gracias.

Risto Mejide

CAPÍTULO 1

¿Quién soy, de dónde vengo y a dónde voy?

Cuando me propusieron escribir un libro, hubo varias preguntas y sentimientos que se mezclaron en mi cabeza y corazón.

¿Un libro yo? ¿A quién le puede interesar algo que escriba yo?

No soy escritora, pienso que hay gente mucho más experta en el sector, con más experiencia o conocimientos como para pautar protocolos sobre ejercicio, alimentación, fisioterapia o salud.

Quizás hasta que no frenas y te pones a pensar de dónde vienes, dónde estás y hacia dónde quieres ir, no te das cuenta ni valoras lo que has conseguido y por qué debes sentirte orgullosa de ti misma.

Quizás es tu entorno y los que más te quieren los que ven en esto una gran oportunidad para contar cómo has llegado hasta aquí, empresaria con treinta y cuatro años, y cómo evolucionaste desde la infancia, siendo una niña que nadaba con cierto talento a tener una responsabilidad profesional tan grande.

Y sí, responsabilidad porque tengo a muchos profesionales a mi cargo en CrysDyaz & Co, que así es como se llama nuestra empresa, pero sobre todo porque cada día depositan su confianza y se ponen en nuestras manos muchas personas que confían en que con nuestros conocimientos, experiencia e inteligencia emocional sepamos ayudarles a mejorar. Responsable porque las redes sociales ponen a nuestro alcance una gran herramienta para difundir, crear contenido y generar influencia de un modo fácil y rápido, y debemos hacerlo con calidad y seguridad.

Y sí, después de esta reflexión y de haber plantado un árbol (en mi tierra gallega) y tenido un hijo (Nachito de mi vida), ¿por qué no escribir un libro?

Por eso y porque siempre he tenido una gran facilidad para expresarme y para plasmar en palabras mis conocimientos, estrategias profesionales, emociones y sentimientos... No se trata de ser «creído», sino de valorarnos y poder decirlo sin que sea políticamente incorrecto.

Sí, soy buena entrenadora personal y fisioterapeuta.

Y aquí respondo a la primera pregunta que siempre me hacen en prensa y redes sociales (e incluso mis amigos más cercanos): ¿cómo eres capaz de gestionar tanta responsabilidad, sacar tanto partido a tu tiempo o de convencer a alguien que pesa 120 kilos y lleva mil intentos en su espalda para conseguir bajar a 80 y recuperar sus aficiones y autoestima?

Pues porque creo en mí misma, en mis posibilidades y convierto mis sueños en realidad a base de creérmelos. Y porque lo digo alto, y se lo repito..., y me lo repito a mí misma cien veces antes para creérmelo de verdad y transmitirlo con la misma convicción.

Podrás perder ese peso, podrás correr una maratón, podrás llegar al parto sin un solo punto, podrás volver a sentirte igual de guapa o más después de tener un bebé, podrás mejorar los síntomas durante la quimioterapia, podrás volver a hacer deporte, podrás disfrutar del deporte sin que sea una utopía para ti ese concepto, podrás disfrutar de una alimentación sana.

PODRÁS, y yo podré contigo.

Si me hubiesen propuesto pintar un cuadro o componer la banda sonora de una película, otro gallo cantaría... Ahí ni la más absoluta convicción hubiese conseguido milagros (o sí...).

Os voy a explicar quién soy, quién es CrysDyaz.

Os diré que no siempre fui así, no siempre tuve la capacidad de confiar en mí misma ni de luchar por mis ideas con tanta intensidad. Hubo momentos en los que no tenía tanta fuerza... y momentos duros, muy duros.

Siempre fui la niña rubia, flaquita, de ojos verdes, cuyas notas eran excelentes.

Destacaba por mi liderazgo y mi facilidad en los deportes.

Mis padres me recuerdan cómo con tan solo tres años llegaba a la mesa redonda de mi cole y decía la frase: «¡¡Quién manda aquí!!». Ya apuntaba maneras. Soy líder y un poco mandona, pero también muy, muy sensible..., demasiado a veces.

Sufro con las injusticias como si me clavaran cuchillos, amo a los animales y soy incapaz de entender un abandono, y cuido de mi gente, personal y profesionalmente, hasta el extremo.

A los ocho años tuve que decidir entre «profesionalizar» mis extraescolares, ya que destacaba en ballet/danza española y natación. Tanto el conservatorio como el club de natación de mi entonces barrio en Carabanchel (Club Natación Marbella) me querían, pero ambos eran incompatibles.

Fue entonces cuando quizás mis padres (pilares fundamentales de mi vida) y mi hermana Noelia (el yin de mi yang) me apoyaron y ayudaron a que hiciera lo que más feliz me hacía (y quizás a ellos también): **NADAR**.

Volvería a repetir esa decisión una y mil veces, volvería a los días duros mañana mismo, porque estos me ayudaron a ser quien soy hoy. Y a los días buenos, porque no hay fracaso sin éxito que lo siga y sin el aprendizaje que ambas situaciones producen.

De mi club de siempre me «ficharon» en la federación madrileña de natación y el esfuerzo fue aún mayor.

Entrenaba 3 horas cada día; me recogía mi madre en el cole media hora antes que al resto, con la merienda, mientras me llevaba a la piscina M-86 en Madrid y esperaba durante mi entrenamiento simulando hacer recados para que no tuviera que volver hasta Las Rozas en autobús a las nueve y media de la noche.

Hacía los deberes en el coche, llamaba a mis amigas Raquel o Laura en el camino de vuelta para que me repasaran las lecciones que entraban en los exámenes y, al final, la realidad es que desarrollé un espíritu de sacrificio, disciplina y organización impropia de mi edad.

Pero disfrutaba, y mucho. Me hacía muy feliz entrenar y retarme, compartir viajes con mis compañeros y amigos, competir...

Cuando las cosas iban mal, lloraba, y entonces estaba mi entrenador para enseñarme que no podía ganar siempre. Y mis padres me apoyaban y me subían la moral... Y empecé a darme cuenta de que de eso iba la vida: de subir, bajar, reír y llorar. De aprender en todo momento y caer muchas veces, pero levantarse SIEMPRE. De luchar, esforzarse y perseguir sueños..., porque si no sueñas, se muere tu alma. Y sin alma no eres nadie.

Y la cosa fue a más... y comenzó a profesionalizarse de verdad... porque un día, entre todas aquellas competiciones, empecé a subir a pódiums en los campeonatos de España junior, y unos meses después, en un día que ni siquiera tocaba (porque no era una competición de las importantes), batí el récord de España absoluto de los 50 metros braza...

Recuerdo mi cara al quitarme las gafas y mirar el crono, recuerdo la cara de mi padre cuando le miré, recuerdo el abrazo de mi madre y sobre todo recuerdo el temblor de piernas y la piel erizada cuando salí de la piscina y pude tocar la campana celebrando que sí, había batido un récord.

Fue cuando me «ficharon» en la selección española de natación y cambié mi lugar de residencia, entrenamientos y estudios al CAR Madrid Blume, donde los medios eran idóneos para desarrollar tu vida como deportista de élite y conciliarla con los estudios.

Conciliar... o lo que podíamos: entrenar 7 horas al día con dieciséis años, responder a las exigencias de aquella oportunidad tan grande, competir para mejorar, esforzarte cada segundo del día por tu sueño... **NO SIEMPRE ES FÁCIL**.

Había días de cansancio extremo, dolor, mucho dolor..., dolor físico y mental, presión y a veces desgana.

Pensamientos que vienen y van sobre por qué has decidido estar allí mientras tus amigas salen de copas y se relajan los fines de semana.

Lo cuento porque también hay días así... pero eran taaaaan pocos. Teníamos tanta ilusión, convicción y ganas, que los días difíciles pasaban rápido.

Teníamos mucho apoyo de federaciones, entrenadores, fisios, psicólogos deportivos..., y sobre todo de familia y amigos, que siempre me motivaban y ayudaban a que sintiera que cada una de las 7 horas que entrenaba a diario tenían sentido, porque sabían que eso era lo que quería.

Es aquí donde aprendí el verdadero valor del esfuerzo.

Y en la Blume viví mis mejores años a nivel deportivo. Conseguí trece récords de España absolutos en mi prueba, muchas medallas de oro, plata y bronce en campeonatos nacionales y el mejor de mis resultados a nivel deportivo, un sexto puesto en un campeonato de Europa en mi ciudad, Madrid, varias semifinales en copas del mundo, juegos del Mediterráneo y demás competiciones internacionales...

Aquel día en Madrid sentí que había llegado a la cumbre, mi cumbre. ¿Por qué? Porque no era mi mejor día a nivel físico y conseguí que lo fuera gracias a mi cabeza, y ahí entonces descubrí el poder de la mente para lograr lo que te propongas.

Seguí nadando algunos años más, en el Sek de Villafranca del Castillo, y aunque la confianza de mi entonces entrenador y compañeros de equipo era plena, empecé a sentir que ya no «era», que ya no «estaba».

Entrenaba duro, pero ya no me motivaba igual competir, ya no tenía la misma confianza en mí misma, ya no me sentía con la misma energía ni ganas, y entonces empezó el que seguramente fue el peor momento de mi vida.

Tomar la decisión de abandonar lo que hasta entonces había sido **TODO** fue difícil..., muy difícil. Llena de miedos e inseguridades, de temor por una vida nueva, de no saber si ser fisioterapeuta te iba a llenar de la misma manera es duro, muy duro.

Empecé a dudar de mí, a bajar la guardia, a no tener la fuerza para afrontar cada día, a verme frágil, fea e incapaz, a ¿deprimirme? ...

Resulta difícil de entender, lo sé... ¿Cómo una niña que lo tiene todo y ha conseguido todo puede pensar así? Ni siquiera era capaz de verbalizarlo porque me sentía egoísta e injusta. Ni siquiera eran capaces de entenderlo porque visto desde fuera y ahora en la distancia era ¿incomprensible?

Pero era así, y sucedió.

Me hice daño y tardé en remontar, no mucho, pero tardé.

Lo cuento porque es habitual en deportistas de élite que la transición sea difícil y quizás debamos reflexionar sobre ello... Y esto también es parte de la historia, **MI HISTORIA**, porque no todo puede ser bonito.

Y entonces mis incondicionales padres y hermana, mis amigas del alma (Joanna, Raquel, Clara, Laura, Carol, Carmen, Alberto, Cris R., Celia y Bea), mi cuñado y sobris y muchos más me ayudaron a sonreír de nuevo.

Dejé de nadar y me liberé. Empecé a trabajar como fisio y entrenadora personal, a sentir cómo ayudar a la gente me llenaba, y mucho. Como cada día era de nuevo una motivación y, volví a sentirme fuerte y capaz. **CAPAZ DE TODO**.

Cogía el coche e iba de casa en casa con mi camilla y artilugios básicos de entrenamiento, porque he sido de las que me lo he guisado y comido yo solita... He tenido mucho apoyo de mi familia, que por suerte podían dármelo, pero no, mi padre no me ha puesto una clínica de fisio o gimnasio (y no digo que esté mal hacerlo); me ha dado algo más importante, las herramientas para construirlo, y eso, os aseguro, que tiene mucho más valor.

Si pudiera transmitírselo a mis hijos la mitad de bien que lo hicieron ellos, podría estar más que satisfecha.

Poco a poco fui llenando mi agenda, trabajando horas y horas porque la gente me recomendaba a sus conocidos y eso me motivaba, debía de estar haciendo bien las cosas.

Lo cierto es que las hacía lo mejor que sabía y me esforzaba mucho, muchísimo.

Y después de unos años sola, construyendo una cartera de pacientes fiel y consolidada, decidí darle un poco de estructura al tema...

Y entonces apareció ÉL, el amor de mi vida.

Llegó para cuidarme, quererme, apoyarme, compartir mis locuras, descubrirme el amor de verdad, el de las pelis..., el que sueñas cuando eres niña y te dicen que no existe. Y llegó para quedarse y para construir junto a mí lo que ahora es nuestra vida (y **NUESTRA EMPRESA**).

Me ayudó a volver a creerme que podría llegar adonde quisiera, que él estaría para empujarme y acompañarme si algo salía mal y para volar alto cuando todo fuera bien. Me demostró lo mucho que me amaba, y lo mucho que debía amarme yo. Se convirtió en mi mejor apoyo, en mi marido... Y me dio lo más bonito de mi vida: mis hijos Nacho y Nico (en camino).

Y es ahí donde descubrí que la vida son etapas y que cada segundo es una oportunidad para disfrutar, porque nunca sabes los golpes que puedes recibir a lo largo de tu existencia ni los buenos momentos que quedan por llegar... Lo que sí está claro es que:

HOY ES EL DÍA, AHORA EL MOMENTO

Solo espero que después de estas primeras páginas entendáis que CrysDyaz & Co y sus ya quince trabajadores (y todos los proyectos que quedan por venir) son fruto de mucho esfuerzo, vivencias, experiencias, ilusiones y trabajo, y que entendáis mucho mejor las preguntas que miles de personas me hacen a diario por las redes sociales, email, prensa, etc., que básicamente se resumen en:

1. ¿Cómo eres capaz de organizarte y asumir tanta responsabilidad?
2. ¿Cómo has conseguido llegar adonde estás?
3. ¿Qué piensas en los días en los que te invade la pereza o desgana?

Gracias, papá, mamá, Noe, Rodri y Nacho: os lo debo **TODO**.

Gracias, amigos, cuñado, sobris, familia y familia política, porque nada sería posible sin vosotros.

Gracias, Sara, por compartir este proyecto conmigo.

Gracias, pacientes (ya muchos amigos), por la confianza y el respeto que me trasladáis a diario.

Gracias, vida, por tus enseñanzas y oportunidades.

CAPÍTULO 2

Mis VIPS

No tenía muy claro cómo titular este capítulo, ya que nombrarlas como Very Important People no terminaba de convencerme.

Son importantes, para mí **MUCHO**, pero no más que cualquiera de mis «otros» pacientes.

Son mediáticas, eso sí; lo que hacen influye y tiene una reacción permanente en los que las seguimos. Son referencia en redes sociales, prensa o televisión, pero son personas que pisan la tierra (igual que tú o que yo), piensan, sienten, sufren, aman y lloran...

Esto parece evidente, pero a veces se nos olvida.

La primera pregunta que me hacéis siempre (periodistas, seguidores e incluso clientes) es: ¿cómo llegaste a ellas? ¿Cómo consigues que confíen en ti?

Empezaré respondiendo a la segunda: **NORMALIZANDO**.

Las admiro por su trabajo, talento o personalidad, pero si hay algo que tengo claro es que cuando ponen su salud, físico y objetivos en mis manos **MANDO YO**.

Yo dirijo. Eso sí, escucho (mucho), observo (bastante) y trato de recordarles cada día que lo más importante es la constancia, la confianza en sí mismas, tener objetivos claros y adaptarlos a la etapa vital en la que nos encontremos.

Entrenamos durante muchos días, meses, años..., y eso genera un nivel de conocimiento por mi parte que me facilita mucho el trabajo. Sé de la que tengo que tirar, a la que tengo que frenar, los puntos débiles y fuertes de cada una y acompañarles durante todo ese proceso es taaaaaan bonito.

Los resultados llegan, siempre y cuando seamos coherentes con nuestros objetivos, alimentación, descanso, tipo de entrenamiento... Y es ahí donde es **CLAVE** el profesional de la salud con el que trabajes. No tanto por el método, porque hablando mal y pronto «está *to inventao*» y no soy ninguna eminencia en nada, sino porque la inteligencia emocional sí es un punto fuerte en mí, y sé exactamente lo que tengo que hacer para «engancharte» con el ejercicio, hacerte consciente de dónde estás y hacia dónde queremos ir.

Eso sí, siempre pido solo una cosa: **CONFÍA EN MÍ** (o en mi equipo), **HAZ LO QUE TE PIDO**, y te aseguro que conseguiremos lo que queremos.

Y ahí soy también muy clara. Como buena Tauro (para bien o para mal) soy leal llevado al extremo, no admito ni soporto unos «cuernos» personales ni profesionales. Saco el diente por cada uno de mis trabajadores o pacientes siempre que veo que alguien intenta juzgarles, peeeero... también exijo lealtad. No es un tema de egos, es un tema de coherencia. No puedes rotar de profesionales de la salud como si fueras una peonza, al igual que no puedes pedir diez diagnósticos con diez médicos distintos o estar en el Real Madrid y el Barça a la vez.

Y ahora aprovecho y respondo a la primera pregunta sobre cómo llegué hasta ellas nombrando a la primera de mis **VIPS**.

1. Alexandra Pereira, o también conocida como Lovely Pepa:

@alexandrapereira

«Conocí a Cris en un momento de transición de mi vida. En nuestra primera reunión supe que ella iba a ser mi entrenadora. Supo captar mis necesidades de forma inmediata y hubo una conexión increíble entre las dos. En estos cuatro años y medio entrenando cada semana en mi casa, en su centro y a distancia (por mis numerosos viajes), no solo hemos conseguido forjar una gran amistad, sino también desarrollar una pasión por el deporte y por un estilo de vida saludable que definitivamente han cambiado mi vida de forma trascendental».

Que Alex incluya la palabra pasión y deporte/vida saludable en una misma frase es un auténtico honor y me hace sentirme realmente orgullosa de mi trabajo, pero sobre todo de ella.

Recuerdo aquella primera reunión en el gimnasio de su primera casa en Madrid. Recuerdo mis pensamientos en aquel momento, y sabía que tenía un gran reto por delante. No hacía deporte, su vida era caótica en viajes, alimentación, ausencia de ejercicio... su postura y falta de tono en tren superior y espalda hacían que sus dolores de espalda y cuello fueran constantes, no se sentía bien con su cuerpo, su piel estaba peor...

Recuerdo también las críticas en redes durante los primeros meses: «Lo hacéis por postrera», «El ejercicio no está bien ejecutado», «Cómo siendo su entrenadora no le corriges esto», bla, bla, bla...

Nos costó, pero ambas decidimos seguir con el objetivo, luchar por conseguir mejorar su vida, su salud, su cuerpo, y no hay nada como saber lo que quieres para llegar a conseguirlo SIEMPRE.

Alex, estoy tremendamente feliz por ver cómo entrenas ahora, cómo tu cuerpo está más fuerte, tu piel y tu energía han cambiado... Te siento más madura (y yo también me siento a mí) y veo tu capacidad para trabajar de un modo incansable y eres para mí un ejemplo. Te admiro mucho, ya lo sabes, y espero que estos años de mensajes intentando motivarte cuando no estás aquí, de entrenos incluso los días en que tienes mil cosas, de notas de voz con confesiones y consejos mutuos perduren en el tiempo porque te has convertido para mí en imprescindible.

Cuatro años y medio después ya no existen *haters* en redes que critiquen nuestro trabajo, sino más bien personas que cada día nos dicen que hemos sido capaces de motivarles, de hacerles arrancar, y eso, para mí, compensa todo y hace que haya merecido la pena nuestra aventura.

Este año hemos tenido la oportunidad de hacer nuestro primer encuentro deportivo con seguidoras a lo grande, que gracias a Adidas fue absolutamente maravilloso. Aún recuerdo los pelos de punta cuando las más de trescientas personas allí presentes dedicaron una mañana de sábado a compartirlo con nosotras (y parte de mi equipo CrysDyaz & Co).

Espero que sigas siempre en mi vida y que consigamos muchos más retos deportivos juntas.

GRACIAS por ser parte de mi crecimiento, y gracias por hacerlo tan bonito. Celebraremos juntas (felices los cuatro) la vida.

SU PUNTO FUERTE: glúteo y progresión positiva.

SU PUNTO DÉBIL: cuello /espalda.

2. Carla Pereyra

@carla.pereyra15

«Crys en tres palabras: **CAMBIÓ MI VIDA**. Eso que sucede cuando encuentras una persona que te ayuda a ser mejor, en todos los sentidos... Llegó para organizarme, para enseñarme hábitos saludables, para contagiarme su pasión por el deporte y sobre todo por el bienestar en general... Ya hace casi cinco años que entreno con ella y se ha convertido en mi amiga, mi referente y una gran motivadora...».

Cuando me llamó Carla para que la entrenara, pensé que tenía un trabajo fácil... Ha sido un cañón siempre, pero la cosa fue mucho más allá. Me di cuenta de que nos faltaba estructura, rutina, mejorar puntos débiles como el trabajo cardiovascular, potenciar los fuertes y protocolarizar hábitos esenciales de una vida saludable (como el escaso desayuno o el exceso en las cenas).

Juntas evolucionamos a nivel profesional y sobre todo personal. He compartido con ella los dos momentos más bonitos e importantes de su vida: el embarazo y nacimiento de sus dos princesas, a las cuales adoro.

Gracias por confiar en mí para prepararte durante los mismos, por hacer a ciegas lo que te he dicho siempre... porque gracias a ello has conseguido sentirte tan bien, recuperarte tan bien y ser capaz de comerte el mundo como lo haces.

GRACIAS por pedirme más, por retarte, por ser un ejemplo de fuerza de voluntad.

La falta de forma física al principio, las noches sin dormir de las enanas o los malos momentos nunca fueron una excusa para ti. Eres magia, alegría, energía... Me has ayudado a ser mejor profesional y también mejor persona.

Siempre estaré para ti, para brindar con una copa de champán del que te gusta y celebrar todo lo bueno que nos pase, porque lo mejor siempre está por llegar.

Eres bonita por fuera (no hay duda), pero por dentro aún más.

SU PUNTO FUERTE: el core y su constancia.

SU PUNTO DÉBIL: el trabajo aeróbico.

3. Macarena Rodríguez

@macacapilla89

Su vida ligada al deporte de élite desde siempre (tenis) me hizo sentir desde el principio una conexión especial con ella.

Los entrenos de calidad que ha hecho ella con nosotros han sido, seguramente, de los más duros que hemos metido en nuestro centro. Si alguien puede es ella. Y si no puede, lo hace igual. Tiene ese don de los deportistas profesionales que hacen que la fuerza de voluntad vaya más allá de los límites.

Nuestra relación ha sido progresiva, con la discreción que te caracteriza (que os caracteriza), nos fuimos conociendo y fui descubriendo a una persona que tiene tanto que enseñar... Es un ejemplo de humildad, lealtad y generosidad. Hemos pasado por diferentes momentos, de intensidad máxima y objetivos muy potentes y otros más relajados, pero siempre con constancia y el amor por el deporte como denominador común.

La etapa sin duda más especial, tu embarazo y postparto, con el nacimiento del precioso cachorrito, que compartiría momentos increíbles con su primer mejor amigo Nacho.

GRACIAS por estos años, por los que nos quedan por vivir, por las experiencias juntas, por el aprendizaje... y sobre todo por los detalles especiales en los momentos difíciles, cuando se demuestran las amistades de verdad. Os habéis convertido en imprescindibles en nuestras vidas. Os queremos mucho.

SU PUNTO FUERTE: su capacidad de sufrimiento y pasión por el deporte. También su gran capacidad aeróbica. Como persona es tremendamente coherente, generosa y **AMIGA**, de las mejores personas que he incluido en mi vida en los últimos años.

SU PUNTO DÉBIL: el trabajo de fuerza.

4. Laura Escanes

@lauraescanes

Recuerdo que el día que conocí a Laura pensé lo fácil que es cogerle cariño a esta persona. Dulce, sensible pero fuerte a la vez. Nos costó coger el hábito, ya que había que reeducar la conducta desde la base, pero lo conseguimos.

La clave con Laura para mí (y quizás con el 90 por ciento de nuestros pacientes) es adaptarnos al estado físico y emocional de cada día. Siempre le transmito que la clave es la constancia y que «cada día daremos el cien por cien de lo que tengamos, pero no es lo mismo el 100 por cien de ayer que de hoy y adaptaré mis exigencias de acuerdo a ello, tranquila». Quizás ese sea mi punto de unión más fuerte con Laura (y el *feeling* que desde el día uno que nos reunimos para valorar a posibilidad de trabajar juntas tenemos). Hemos superado obstáculos (como el vivir entre dos ciudades y la conciliación de horarios que esto puede suponer) y hemos llegado al punto donde exactamente quería llegar con ella: CONFIANZA en mi trabajo y en sí misma para conseguir todo lo que se proponga.

Siempre os lo digo, y lo pienso de corazón: ni tú misma te crees el potencial que tienes. Eres inmensamente profesional y tienes un talento y una capacidad de transmitir únicos.

Actualmente vives el momento más bonito de tu vida (esperando a Roma), y aún recuerdo cómo se me erizó la piel el día que me dijiste que estabas embarazada. Tus ojos transmitían tanto amor, tu voz se entrecortaba y yo no pude ser más feliz por ti, por vosotros… porque sois una pareja de las que merece la pena conocer, que derrocháis amor del bueno «*to el rato*».

Gracias de corazón por confiar en mí para entrenar y prepararte durante el periodo más importante y bonito de tu vida. Incondicional y con la lealtad necesaria para conseguir grandes cosas, esto es solo el principio, lo sé.

GRACIAS por haber entrado en mi vida profesional, pero sobre todo personalmente, AMIGA.

SU PUNTO FUERTE: su preciosa energía y fuerza de voluntad cuando quiere/cree en algo.

SU PUNTO DÉBIL: la constancia los días que no estoy yo ;)

5. Vicky Martín Berrocal

@vickymartinberrocal

No recuerdo haberme reído tanto en un entreno como con ella. Lidiar con sus ironías, sus momentos de motivación *full*, su gracia sevillana, su don para ganarse a la gente...

Su vida es frenética, no termina un proyecto y ya tiene otros tres por delante. Es madre, currante y apasionada por su gente y su trabajo. Es líder, y cuando decide entrenar fuerte y mejorar sus hábitos de alimentación, lo hace, **Y LO CONSIGUE**.

GRACIAS por recurrir siempre a mí, hasta cuando es imposible acoplar los entrenos en tus horarios y aun así lo logramos, incluso cuando el ritmo de vida no te lo pone fácil pero sacas el hueco para cuidar tu salud, hacer deporte y mejorar. Gracias por tu confianza para cuidar tu espalda, ya son varios años de trabajo, y aunque hemos pasado por diferentes etapas, hay algo que no cambia (y que espero que no lo haga nunca): tu esencia.

Iremos a por más y conseguiremos instaurar el hábito, lo conseguiremos.

SU PUNTO FUERTE: la fuerza de voluntad cuando quiere algo.

SU PUNTO DÉBIL: la constancia.

6. Sara Sàlamo

@sarasalamo

«Flechazo. Es la palabra con la que definiría nuestra relación. Conocí a Crys en un evento deportivo. Más bien en el desayuno previo, y allí mismo, compartimos anécdotas y vivencias como si fuera algo rutinario. Al tiempo sentí curiosidad por su forma de trabajar, y desde el primer entrenamiento, sentí que estaba en buenas manos. Es una profesional entregada, con mucha energía y que adora su trabajo. Y eso, al menos para mí, es esencial. Ahora también gozo del privilegio de llamarla amiga. ¡Crys, te quiero en mi vida! Gracias por todo».

Leer estas palabras de alguien que hace relativamente poco que conozco es, a partes iguales, un honor y un privilegio. Y mutuo.

Sara derrocha alegría, buen rollo y eso que tienen algunas personas que yo defino como aura bonita. Es profesional en su trabajo, pero también con las decisiones que toma, como la de ponerse en mis manos. Desde el principio fue constante y no dudó en confiar en que lo mejor para ella durante este periodo era cuidarse y cuidarle, porque sí... está embarazada.

La definiría como una mujer con convicción, con ideas claras, de esas que no vagan por el mundo a verlas venir, sino que se informan, saben lo que quieren, luchan por sus derechos y los defienden a morir (como mujer, vegetariana y defensora de los animales). Quiere a los suyos con todo, con el corazón entero y será una maravillosa madre.

GRACIAS por decidir ponerte en mis manos en ese precioso momento, gracias por confiar a ciegas, por hacerlo bonito, por las risas en los entrenos y sesiones de fisio (incluso cuando la ciática saludaba), gracias por incorporarnos en tu vida profesional y personalmente, es solo el principio.

Nos espera un postparto intenso (respetado y con control) y pondré toda mi energía y amor en conseguir los objetivos.

SU PUNTO FUERTE: su convicción arrolladora, capaz de mover el mundo.

SU PUNTO DÉBIL: su sensibilidad a veces le hace sufrir (me siento identificada con ella en esto).

7. Erika Choperena

@eri_chope

«Tuve la oportunidad de conocer a Crys tras mi primer embarazo. Venía de un embarazo pesado y muy sedentario. Era consciente de la importancia de volverme a poner en marcha, pero nunca encontraba el momento, y ella supo encontrar en mí el clic de salida. Hoy, pasado mi segundo embarazo y postparto, solo tengo palabras de agradecimiento por aquel clic, por cuidarme como lo ha hecho, por ayudar a que mi segundo embarazo haya sido una experiencia totalmente diferente y que mi recuperación esté siendo un auténtico reto personal».

Vasca, humilde, enamorada de su familia y, en ocasiones, muy sensible. Detrás de su coraza fuerte tiene sus propias inseguridades (como todas), pero tiene una fuerza y capacidad de sufrimiento que han sido un ejemplo para mí.

Desde el primer entreno supe que tenía en mis manos un «Ferrari», capaz de llegar de cero a cien en cuestión de segundos. Entrenos exigentes, cambios de hábitos por convicción, confianza en mí de la buena, de la que no duda de lo que hace y te deja trabajar. Y así se consiguen las cosas, y así consigues tú las cosas, a base de esfuerzo, constancia y talento. Has sido un ejemplo de persona para mí, y también te has convertido en mi amiga. En cada entreno, café, cumple, y vuelta a entrenar, he descubierto una personalidad preciosa y te voy a echar mucho de menos, aunque sé que nos reencontraremos seguro.

Eres una madraza de los pies a la cabeza.

GRACIAS de corazón por aparecer, estar y permanecer, eres grande, Eri.

SU PUNTO FUERTE: fortaleza física y mental.

SU PUNTO DÉBIL: su inseguridad (a veces).

8. Blanca Suárez

@blanca_suarez

«Cuando por fin entiendes que entrenar no tiene un fin más allá de conocerte, retarte y superarte, aparece Crys y te coge la mano para guiarte sin frustraciones e inseguridades. Cuando entiendes que el deporte no es para la satisfacción de los ojos que te miran por fuera, sino para los de uno mismo que saben cómo te sientes por dentro».

Cuando le pedí a Blanca que me escribiera unas líneas de lo que suponía el deporte en su vida y nuestra experiencia juntas, recibí este texto y entonces entendí que habíamos hecho un gran trabajo juntas. Porque precisamente es eso (imposible definirlo mejor) lo que trato de transmitir en mi día a día a cada uno de mis pacientes. Hazlo por y para ti, y luego, si quieres, que lo disfrute el resto, pero empieza disfrutándolo tú misma.

Ella es magia. Admiraba su trabajo antes de conocerla, pero fue cuando empezó nuestra relación profesional cuando me di cuenta de que la gente que triunfa es por algo.

O lo tienes, o no lo tienes, y **ELLA** lo tiene.

Es preciosa por fuera, pero aún más por dentro.

Tiene una fuerza de voluntad **IMPRESIONANTE**, y aunque he de reconocer que al principio le daba un poco de «miedo» poder gestionar entrenos dentro de una agenda frenética, me has dado una auténtica lección. Las noches de grabación, los días ininterrumpidos de trabajo y los viajes no han impedido que sacáramos hueco para hacer deporte, y es que siempre has sido una enamorada de la actividad física y tienes mucha, mucha agilidad, solo había que darle a la tecla.

GRACIAS por tu confianza, de corazón, **GRACIAS**.

Este es el primer año de muchos, y nos quedan objetivos muy bonitos por cumplir.

SU PUNTO FUERTE: su talento y amor por el deporte.

SU PUNTO DÉBIL: su ritmo de vida.

Y **GRACIAS** al resto de mis pacientes/clientes que no aparecen aquí, que no influyen en prensa o redes pero sí en mí, en nosotros. Cada día aprendo de vosotros porque cada hora con cada uno vivo una «película» distinta en la que debo adaptarme al guion, al estado emocional, a la energía de ese día y tratar de salir del «cine» con la sensación de haber hecho un buen trabajo.

Soy exigente y no quiero que ni una sola de las sesiones de fisio o entrenamiento se quede sin un objetivo, sea el que sea... Y sin vuestra confianza nada de esto, de este crecimiento profesional pero sobre todo personal, sería posible.

CAPÍTULO 3

La fiebre del fitness

Fitness. Vida saludable. Comida real. Entrenamiento de alta intensidad o HIIT. Yoga. *Coaching* deportivo. *Crossfit*. Electoestimulación. Entrenamiento personal...

Todos hemos oído constantemente estas palabras en los últimos años, ¡y qué gran suerte! En primer lugar, porque no deja de ser una muestra de que la preocupación actual de las personas por su salud es algo real, y un intento de poder realizar ese cambio de hábitos, de rutinas, con el objetivo de llevar una vida más sana.

Si echamos la vista atrás, parece que hace años se implantó no solo en nuestro país, sino a nivel mundial, la ya conocida como fiebre del *running*. Infinidad de gente corriendo en las calles de nuestras ciudades, inscripciones interminables en las maratones, medias maratones a lo largo y ancho del continente, marcas que lanzan cada vez más y más ropa y complementos enfocados a esta actividad, grupos de amigos que se juntan para correr varios días a la semana...

Soy absolutamente partidaria y defensora de todas las actividades que fomenten y promuevan una vida saludable, pero también considero que lo más importante, siempre que te propongas un reto, una nueva actividad que incorporar a tu día a día, es que cuentes a tu lado con un profesional que te guíe y oriente en el camino. Por ello, y aunque pienso que el *running* es un deporte fantástico por los beneficios que se obtienen a nivel físico, mental, cardiovascular... Creo que no todo tiene por qué ser *running*, ni debemos enfocar nuestra salud únicamente a una actividad concreta, sino a la combinación de varias opciones que te empujen a hacer de ti alguien mejor. Y si encima disfrutas de esos momentos que reservas y te regalas a lo largo de la semana para ti, confía en mí si te digo que ya has avanzado con pasos de gigante en el camino.

Unos años más tarde, parece que esta «fiebre», como he dicho anteriormente, fue descendiendo y empezó a cobrar más fuerza una actividad muy diferente, pero desde mi punto de vista complementaria, como es la práctica del yoga. Una vida más consciente. Meditación. El concepto aquí y ahora...

Volvemos a la misma secuencia: apertura de muchos centros de yoga, las marcas deportivas y no deportivas sacan sus líneas enfocadas a esta práctica, *celebrities* e *influencers* publican a diario en redes sociales sus avances...

Y yo pienso... ¡Es algo fantástico! Tanto el *running*, el yoga, como cualquier otro ejercicio es genial que se pongan «de moda», como decimos habitualmente, porque promueven nuestro bienestar, pero no se trata de hacer ejercicio de forma aislada o de practicar un deporte puntualmente y luego retomar una vida sedentaria, sino que, para mí, las palabras clave son «equilibrio» y «coherencia».

Equilibrio en lo que buscas, lo que pretendes, en entender la vida saludable como un hábito que, una vez instauras en tu día a día, es muy difícil que abandones. Coherencia entre lo que tú pretendes conseguir y lo que eres capaz de ofrecer: tu tiempo, tu energía, quizás una reorganización de tus prioridades, un quererte tal y como eres como punto de partida y con el aliciente de saber que siempre puedes buscar una mejor versión de ti mismo.

Para todo este camino, lleno de subidas y bajadas, para mí es esencial la figura de una persona: el *personal trainer*. Es un concepto relativamente reciente, que ha aparecido para quedarse, y que te da la posibilidad de adaptar tus entrenamientos, tu alimentación, tus horarios... en función única y exclusivamente de tus necesidades y tus preferencias. Una figura que deja muy atrás las típicas «tablas» de gimnasio que parecían todas iguales, y que eran de todo menos motivadoras para realmente conseguir un cambio en ti. El *personal trainer* te ofrece una mano amiga, un seguimiento, un *feedback* constante que, créeme, no solo te ayudará a conseguir tus objetivos, sino a sentirte mejor contigo mismo, sea cual sea el momento en el que te encuentres. Porque no siempre es fácil recorrer ese camino, no siempre tienes fuerzas para ir a entrenar, no todos los días te apetece comer de forma saludable... Para asegurarnos el éxito, este proceso de entrenador/paciente requiere mucho tiempo, mucha escucha activa, mucha motivación y muchos cambios en la planificación, a medida que vamos avanzando en nuestros objetivos, pero en todo momento te vas a sentir acompañado y eso ayudará a que seas capaz de conseguir todo aquello que te propongas.

¿Por qué tantas muertes durante o después de una carrera de larga distancia? ¿Por qué tantas lesiones, bajas laborables por estrés, crisis de ansiedad? ¿Por qué tanta gente que practica deporte de forma compulsiva durante un tiempo y luego lo abandona retomando unos hábitos poco saludables? Porque no es fácil un cambio de mentalidad, no es tarea sencilla implantar en tu vida un cambio de hábitos. Este proceso precisa de dos partes absolutamente imprescindibles y cuya implicación tiene que ser total: tu *personal trainer* y tú. La adaptación y personalización de un programa diseñado para ti es la base que nos puede llevar al éxito. Necesitas escucharte, necesitáis escucharos, y caminar juntos en la adopción de ese cambio que te conducirá a una vida más saludable, a un futuro mejor.

En definitiva, modifica tus hábitos de forma coherente, de modo que puedan ser sostenibles en el tiempo y que te mantengan en lo que yo llamo «el gris». Ni blancos, ni negros, ni seis días en semana 4 horas diarias, ni sedentarismo absoluto. Nada de dietas milagro o restricciones alimenticias extremas; nutre tu cuerpo, olvídate de contar calorías y de alimentos cuya calidad es nefasta. En ese gris, bajo mi punto de vista, es donde está la **CLAVE** del éxito.

CAPÍTULO 4

¿Comenzamos juntos una vida saludable?

TIPS DE HORARIOS Y PLANIFICACIÓN

El tiempo está sobrevalorado en el mundo del *fitness*. Como ya decía el gran escritor Jorge Luis Borges: «Estar contigo o no estar contigo es la medida del tiempo». Piénsalo. Al fin y al cabo, cuando tú te planteas incorporar momentos a lo largo del día para practicar actividad física, lo que estás haciendo es tratar de encontrar momentos para ti.

Evidentemente, es necesario buscar y sacar tiempo para entrenar, y no solo eso, sino que necesitas programar tus rutinas para realmente llevarlas a cabo y que no queden en saco roto, pero no son necesarias largas horas, entrenamientos interminables ni un gran cambio en tu día a día. Se trata únicamente de buscar momentos a lo largo de tu jornada en los que puedas dedicarte a ti, tanto a entrenar como a preparar tus recetas saludables y no asaltar la nevera compulsivamente, a descansar... ¡Qué importancia la del descanso!

Actualmente, la Organización Mundial de la Salud (OMS) recomienda para un adulto 150 minutos a la semana de actividad física moderada o 75 minutos de actividad intensa. Y si lo que buscas son mayores beneficios, propone 300 minutos semanales.

Vamos a detenernos en esto: entre 150 y 300 minutos a la semana. ¿Te parece mucho?

1.080, ¿qué te sugiere esa cifra? ¿Mucho, poco? 1.080 son los minutos que tiene una semana, y estamos hablando de dedicar aproximadamente 200 minutos para practicar actividad física. Creo que es una cifra muy razonable y asequible para todo el mundo, pero yo voy a darte algunos tips o pautas para que lo consigas más fácilmente.

- **Crea un horario** al comienzo de la semana en el que te marques qué días vas a entrenar, en qué franja horaria, y qué tipo de ejercicio vas a hacer. Además, te invito a que escribas una frase motivadora, algo que te repitas y te haga esperar ese momento con ganas... ¡funciona! Al principio, sobre todo, intenta cumplir tus planificaciones y puedes incluso premiarte tras conseguirlo. ¡Ojo! Cuando hablo de premiarte no me refiero a que te comas un trozo de tarta por haberlo hecho, sino algo que te guste, puede ser un plan con amigos o pareja, un baño relajante o lo que sea, pero que te haga feliz. Dicen que son necesarios veintiún días para la adquisición de un hábito, y si realmente logras que sea algo que te motive, se instaurará en tu vida para siempre.
- **No te culpes** si en algún momento no puedes cumplir con tus objetivos, derrocha tu energía y tus fuerzas en ello, pero todos tenemos contratiempos, jornadas que se alargan o planes improvisados que pueden trastocar tu programación. Intenta que sea en ocasiones muy puntuales y que quizás puedes compensar con una larga caminata por el campo el fin de semana, salir a respirar aire fresco o prepararte una apetitosa receta saludable.
- **Varía tus entrenamientos continuamente**. Como ya comentábamos en el capítulo «La fiebre del *fitness*», no se trata de hacer actividad física de forma compulsiva o extrema que no puedas mantener a largo plazo, pero tampoco caigas en la monotonía y en hacer siempre lo mismo. Cambia tus entrenamientos, tus rutinas, el tipo de ejercicio que realizas para que tu cuerpo reciba diferentes estímulos y reaccione a ellos. Créeme que es clave.
- **Personaliza tu programa**, ha de ser únicamente para ti. Solo tú conoces tus horarios, tus obligaciones, tus niveles de energía a lo largo del día, tus necesidades... Por lo tanto,

tu planificación tiene que estar enfocada única y exclusivamente a ti. Quizás seas una persona que llega muy tarde a casa al final del día y es más aconsejable que entrenes por la mañana, o a mediodía. Quizás seas todo lo contrario, y tu mejor momento sea a media tarde. Adáptalo a ti.

No te compares con los demás. Yo tengo pacientes que entrenan tres días a la semana, otros cuatro, otros seis... Todo en función de sus posibilidades y de los objetivos que pretendemos conseguir. Lo que sí es importante, aunque suene un poco tópico en este sentido, es «calidad sobre cantidad». Un error común que he visto en varias personas es que piensan que cuanto más entrenen, mejor, y no siempre es así. Es mucho más efectivo que los entrenamientos que hagas sean de calidad a que dediques horas y horas en actividades repetitivas y desmotivadoras; esto sería un paso hacia el fracaso y no es nuestro objetivo. Piensa en esos momentos como un regalo para ti, déjate la energía en ellos y disfrútalos; la sensación que tendrás después será increíble.

Busca momentos para el descanso. Es clave. Descansar correctamente es uno de los aspectos que nos va a permitir mejorar y conseguir los beneficios de la actividad física que realicemos.

Por un lado, las horas de sueño. Es fundamental para nuestra salud física y mental, y es la base para que nuestro organismo funcione correctamente. Si bien es cierto que no hay unanimidad en el mundo de la ciencia al respecto de las horas recomendadas, y que cada persona tiene unas necesidades específicas, sí que hay certeza y estudios científicos que avalan que deberíamos dormir entre 7 y 9 horas y con unos horarios regulares.

Si tienes problemas de sueño, o te cuesta el momento de meterte en la cama, puedes probar a hacer algunas prácticas sencillas que fomenten el sueño, como una ducha relajante, leer algunos capítulos de un libro, tomarte una infusión caliente con música suave, desconectar los dispositivos electrónicos una hora antes de acostarte, ya que las luces que emiten alteran la calidad del sueño, escribir en una libreta cómo te ha ido el día o un diario de gratitud...

Prueba a darles al descanso y al sueño la importancia que se merecen y comprobarás que tus niveles de energía serán mejores y te permitirán estar más activo a lo largo del día.

Por otro lado, mencionar dentro del descanso los llamados «*rest days*» o «*day off*», en los que te permites no entrenar para dejar al cuerpo descansar y que asimile todo lo que estás trabajando. Deja a tus músculos reposar porque lo necesitan para no llegar a un nivel de sobreentrenamiento que nos frene a la hora de mejorar. Es importante que también planifiques qué día o días van a ser de descanso en tu programa semanal, y los dediques a otro tipo de actividades que te guste hacer y para las que no siempre puedes sacar tiempo.

- **Sé flexible en vacaciones.** «Y en vacaciones, ¿qué hago?». Esta pregunta es habitual en mis pacientes. Aquí también hay que tener en cuenta cada caso de forma individual, cuál es la situación de cada uno y cuáles son los objetivos que estamos persiguiendo, pero sí que puedo aconsejar de forma general el llamado «descanso activo». Con respecto a este término, me refiero a realizar actividades que estimulen nuestro metabolismo y nos mantengan activos, huyendo del sedentarismo, pero sin realizarlo de forma sistemática, sino más flexible: puede ser un paseo por la playa, jugar a las palas a la orilla del mar, unos agradables estiramientos por la mañana antes de comenzar el día, practicar deportes acuáticos o de invierno según el momento en el que nos encontremos... No dejes por completo de llevar un ritmo de vida dinámico en tus vacaciones, pero permítete más flexibilidad en esos días para recargar energías y disfrutar de actividades que realizas de forma menos habitual y que también son muy beneficiosas para ti.

TIPS DE ALIMENTACIÓN

La alimentación saludable es otro pilar fundamental en la búsqueda de tu mejor versión. Es complementaria con la parte de ejercicio y de descanso; todas forman parte del proceso y se necesitan entre ellas para conseguir el éxito y un cambio real en ti. De nada sirve entrenar desproporcionadamente y no llevar una alimentación saludable y viceversa. Los estudios más actuales proponen que la nutrición es el 80 por ciento del éxito, mientras que el 20 por ciento es el ejercicio físico. Desde mi punto de vista, considero que ambos tienen que ir de la mano y ser coherentes. No es tampoco aconsejable cuidarte muchísimo entre semana y llegar al fin de semana con ansiedad y comer de forma exagerada y compulsiva. Recuerda que lo que pretendemos es adquirir unos hábitos que puedas mantener a lo largo de tu vida.

Por lo tanto, te propongo una serie de consejos fáciles de seguir que te ayudarán en la consecución de tus objetivos:

- **Planifica tus comidas con tiempo.** Puedes hacer los domingos una previsión de lo que vas a comer a lo largo de la semana o incluso preparar recetas que puedas tener en la nevera varios días (el ya famoso *batch cooking*).
- **Llena tu nevera de alimentos saludables.** Aquí te invito a utilizar el sentido común. Si tienes la despensa repleta de alimentos poco saludables, es más fácil que caigas en la tentación de comerlos si estás en casa, por lo que evita comprar en exceso este tipo de productos y resérvalos para momentos puntuales, por ejemplo, el fin de semana.
- **Elabora la lista de la compra con comida real.** Este concepto muy en auge últimamente va a ser la clave en tu alimentación. Evita los alimentos ultraprocesados, la comida basura, los precocinados... y basa tu compra en alimentos reales que tienes al alcance en numerosos mercados. Según un estudio realizado por la Universidad de Washington y una universidad alemana en 2016, cuarenta mil perso-

nas pierden la vida al año en España como consecuencia de una mala alimentación.

Así que te animo a que tomes comida real, ya que la lista de beneficios es interminable. No estoy hablando de dietas, sino únicamente de poner en tu mesa comida real, como la que comían nuestros abuelos, tatarabuelos..., comida fresca, sin procesar. Aquí puedes utilizar numerosas cuentas de Instagram u otras redes sociales para inspirarte en recetas variadas y saludables.

Afortunadamente, cada vez están abriendo más restaurantes en toda España que promueven este tipo de alimentación y a los que puedes acudir sin tener remordimientos de no haber comido de forma saludable fuera de casa. Creo firmemente que algo está cambiando en la sociedad y cada vez tenemos más opciones para seguir un estilo de vida saludable.

- **Llena tu nevera de colores**. ¿Alguna vez te ha pasado que has tenido delante un plato de comida y no te ha entrado por los ojos, que no te apetecía ni probar? Creo que es muy importante el aspecto de tus platos, por lo que te propongo que tu nevera contenga frutas y verduras de colores, y juegues a combinarlas para crear recetas apetitosas y que van a aportarte hidratos de carbono saludables, vitaminas, minerales y serán una parte importante de tu plato. Combínalos con cereales integrales (arroz, quinoa, mijo...) y con proteínas de buena calidad (legumbres, pescado y carne, huevos ecológicos...).

- **Nútrete bien. Macronutrientes**. Es fundamental también que intentes incluir en todas tus comidas los tres macronutrientes: hidratos de carbono, proteínas y grasas saludables. Huye radicalmente de las dietas que eliminan alguno de ellos porque, en primer lugar, no se pueden mantener en el tiempo y, también, por el efecto rebote que suponen en el 100 por cien de los casos. No cuentes calorías, simplemente basa tu dieta en alimentos saludables. La clave está en la búsqueda de una alimentación lo más equilibrada posible, sin excentricidades ni dietas milagro. De este tema hablaremos más detenidamente en otro capítulo más adelante.

- **Convierte el agua en tu nueva bebida preferida**. Una buena hidratación es esencial en tu alimentación. El agua representa aproximadamente el 60 por ciento del peso corporal de un adulto, y es un componente básico en tu dieta. El agua no aporta ninguna caloría y su importancia es vital para un buen funcionamiento de tu organismo y de los procesos internos del mismo.

  Bebe suficiente agua, no peques ni por exceso ni por defecto. Se recomienda beber entre litro y medio y dos litros de agua al día, pero no olvides que es una cifra estimada y dependiente de tu nivel de sudoración, el clima, tu práctica deportiva, tus necesidades específicas... Puedes incorporar también a tu alimentación las infusiones y alimentos con un gran contenido de agua y que van a ser tus aliados para regular tu temperatura corporal. Lleva siempre contigo una botella de agua y evita los refrescos azucarados, que además de estar repletos de azúcar no solo no te quitarán la sed, sino que la aumentarán, incluso estimulando tu apetito y aumentando tu riesgo de contraer diabetes tipo 2 y obesidad. ¡Convierte el agua en tu mejor aliado!

- **Busca el equilibrio**, ahí está la clave. No te culpes si en algún momento te apetece algo dulce, algún capricho o algo menos saludable, lo importante es que no lo hagas diariamente. Piensa que si comes de forma saludable la mayor parte del tiempo, el hecho de que te permitas un postre el fin de semana, o te des un capricho cuando salgas a comer/cenar no va a suponer nada negativo en la búsqueda de tus objetivos. De hecho, yo siempre recomiendo tener esos momentos a lo largo de la semana para que puedas regalarte esos alimentos que te gustan y que si evitas tomar a toda costa, podrás entrar en un círculo de ansiedad que hagan que cada vez te apetezcan más y más y probablemente en algún momento los consumas y no precisamente con moderación. Dicen que cuanto más nos privamos de algo, más nos apetece, así que no entres en prohibiciones y disfruta, de forma puntual, de esos pequeños placeres.

TIPS MOTIVACIONALES

He escuchado y leído en repetidas ocasiones que lo que necesitas para comenzar un cambio a una vida saludable es «tiempo». Tiempo para entrenar, tiempo para organizar la semana, tiempo para preparar recetas sanas...

Personalmente, considero que el tiempo es necesario, sí, pero no la base y la esencia de este cambio que estás buscando en ti. Para mí, lo más importante cuando te planteas buscar una mejor versión de ti es la «motivación». De nada sirve tener tiempo, que por cierto todos tenemos, si no tienes esa ilusión por tu entrenamiento diario, por prepararte los platos que más te gustan, porque llegue ese momento en el que te calzas tus zapatillas para dedicarte un ratito a ti.

La mayor motivación y la que más se puede mantener en el tiempo es la convicción de que lo que estás haciendo es inmensamente beneficioso para ti, no únicamente para tu cuerpo —que está claro que lo es—, sino también a nivel mental: hablo de desconexión de las obligaciones, un mayor sentido del humor, unos mayores niveles de energía, una piel mucho más luminosa, un incremento de tu autoestima y de tu seguridad...

Eres tú quien tiene que buscar la forma de motivarte. Quizás al principio te cueste a nivel físico, sientas que no puedes más en algún momento, pero créeme que tu cuerpo puede mucho más de lo que la mente muchas veces nos hace ver. Piensa que todos estamos muy cómodos en nuestra zona de confort, esa en la que estamos a gusto, con unas sensaciones estables y conocidas para uno mismo... pero es cuando sales de esa zona de confort cuando realmente aprendes, cuando mejoras significativamente en la búsqueda de tu mejor versión.

En el mundo de la innovación hay un concepto muy en auge en los últimos años denominado «pensar fuera de la caja», y es una metáfora que te anima a pensar diferente, desde una nueva perspectiva y alejándote de los convencionalismos. Yo te invito no a que pienses fuera de la caja, sino a que **CREES TU PROPIA CAJA**, la hagas tuya, del color, la forma y la textura que más te guste, pero que puedas ir siempre a esa caja y encontrar dentro de ella la razón por la que levantarte cada día con ganas de entrenar, con ilusión por cuidarte.

En este ámbito, quiero nombrar algo que vi hace años y que me hizo pararme a pensar mucho en el tema de la motivación y la búsqueda del éxito. Me refiero al concepto del «círculo de oro», del escritor y motivador inglés Simon Sinek. De forma resumida, aunque puedes ver vídeos, libros y artículos si sientes curiosidad, explica que los grandes y exitosos líderes (Martin Luther King, Steve Jobs, empresas como Apple, Facebook...) son exitosos porque saben muy bien y priorizan el «**PORQUÉ**» hacen las cosas, donde las emociones cobran un papel fundamental. Si tienes la capacidad de conectar y creer en ese «porqué», habrás avanzado mucho en tu camino hacia el éxito. Esa razón puede ser «porque me encuentro mucho mejor», «porque me ayuda a quererme más», «porque me siento con más seguridad», «porque estoy bajando de peso y me noto lleno de energía»... Párate a pensar en ese motivo que te va a empujar en tus avances cada día y hazlo tuyo. El éxito está asegurado.

Conozco mucha gente, incluso pacientes, que utilizan como motivación algunas personas que les inspiran mediante las redes sociales, fotos del antes y el después, notas motivacionales en la nevera, agendas en las que resaltan lo que van a hacer cada día por cuidarse un poquito más... Todo vale, todo suma. Lo que sí te digo es que te escuches mucho a ti mismo y te quieras tal cual eres. No vas a ser nunca esa otra persona a la que admiras, no busques conseguir metas inalcanzables o frustrantes, lucha por ser un poquito mejor que el día anterior, pero manteniendo tu esencia, y verás cómo irás obteniendo tus objetivos de una forma saludable y coherente. Tú ya eres especial, sencillamente busca y proponte objetivos y retos que te hagan sentir mejor, y te aseguro que, a corto/medio plazo, verás esos resultados en tu cuerpo y en tu mente.

Disfruta del camino, valiente.

Y digo **VALIENTE** como una reflexión muy relacionada con esta parte motivacional que estás buscando. Porque tú ya eres valiente, y él, y ellas, todos somos valientes.

Valiente es aquella persona que lucha cada día con ese «no puedo», «no tengo tiempo», «no soy capaz», «esto no es para mí»... Valiente es toda la gente que se enfrenta a una enfermedad, que batalla cada día por superarla, que no se rinde, que es admirable. Valientes son todas esas madres que tienen la inmensa suerte de poder dar la vida, y que además se la entregan a sus hijos de forma incondicional el resto de sus días. Valientes son esas personas trabajadoras, con horarios interminables, que ponen la alarma cada mañana una hora antes o que salen de trabajar a última hora y sacan esa fuerza para entrenar, para sentirse mejor.

Y tú. Tú también eres valiente.

Como conclusión en este capítulo te digo que **ERES TÚ** quien decide cómo quieres vivir, cuáles son tus prioridades y en qué quieres invertir tu tiempo y tu energía.

Eres tú la persona que hoy merece ser feliz.

No sigas a la multitud, no te dejes llevar simplemente porque algo es lo habitual, no lo hagas porque sí, piensa en ti, valora y prioriza.

No juzgues ni critiques a los demás, cada persona tenemos una historia detrás, y deshazte de todo aquello que no te deja avanzar, que te duele, que no te sienta bien, que te resta en lugar de sumar. Pueden ser personas, pensamientos, malos hábitos... Diles adiós con tu mejor sonrisa.

Hoy es un día fantástico para que empieces a pensar más en ti. Así que... pon tu mundo al revés, y disfruta del viaje.

CAPÍTULO 5

¿En qué momento de tu vida te encuentras?

PÉRDIDA DE PESO Y TRABAJO DE FUERZA. BENEFICIOS Y METODOLOGÍA CRYSDYAZ

En este capítulo, voy a daros a conocer un poco la metodología que utilizamos en CrysDyaz para conseguir los objetivos de pérdida de peso con aumento de masa muscular, siendo este el más demandado por nuestros pacientes, ya sea de forma explícita queriendo bajar grasa con motivo estético o implícita en forma de consecución de un estilo de vida más saludable (que es lo que tratamos de transmitir).

Cuando entra una persona por nuestra puerta, lo que intentamos darle es una experiencia CrysDyaz, en la que vamos a explicar nuestra forma de trabajo y cómo lo vamos a adaptar a su caso individual.

Lo primero que hacemos es agendar una entrevista personal para conocer la situación individual y personal de cada paciente. En ella se le hacen una serie de preguntas relacionadas con su estilo de vida, salud, lesiones, alergias y nivel de entrenamiento hasta la fecha.

Posteriormente, indagamos sobre los objetivos «reales» de esta persona, y digo reales porque les dejamos muy claro que en nuestro trabajo es muy importante la implicación del paciente no solo en el entrenamiento, sino también en la parte nutricional y en las pautas que le demos para seguir una rutina saludable fuera de nuestro centro. Nos gusta hacer hincapié en que esto es un tándem en el que nosotros ponemos la parte profesional reduciendo tiempos en la consecución de objetivos, pero que nuestro trabajo no sirve de nada si hacemos caso omiso a las indicaciones. Esto lo podemos resumir en dos preguntas principales:

1. **¿Qué quieres conseguir?** Con esta pregunta nos referimos a cuál es el objetivo final que tenemos, y es importante que, como entrenadores, lo tengamos claro, porque muchas veces buscamos cosas o hacemos entrenamientos que nos gustan a nosotros, o nos sentimos cómodos, sin tener en cuenta lo que quiere realmente el paciente y cómo va sintiéndose durante el proceso, y hablo del proceso, porque es tanto o más importante que la consecución de objetivos.
2. **¿Qué estás dispuesto a hacer para conseguirlo?** Esta sería la pregunta clave y la más importante a la hora de preparar el programa para nuestro paciente, pues si nos dice que quiere entrenar un día a la semana, y en tres meses piensa que va a tener el tan ansiado *six-pack* (me ha pasado más de una vez), debemos hacerle entender que eso no va a suceder y explicarle los procesos de entrenamiento y la manera de hacer las cosas para conseguir su objetivo.

Por último, realizamos una reunión de equipo en la que valoramos cada caso de forma individualizada, haciendo una aproximación desde todos los puntos de vista interdisciplinares y de *expertise* de cada persona del equipo, y en función de sus características, objetivos y capacidades, le asignamos el entrenador o entrenadora más adecuado para la consecución de sus objetivos.

Evidentemente, la gente quiere entrenar conmigo en principio, puesto que soy la imagen de la empresa, pero les hacemos entender que somos un equipo muy preparado y en cuanto conocen al resto de los entrenadores y la profesionalidad y el buen hacer de estos, me lo agradecen siempre.

Después de la entrevista, efectuamos una antropometría con bioimpedancia eléctrica, que es un método no invasivo para determinar la composición corporal. Para explicarlo de forma sencilla, podemos decir que en lo que se basa este método es en el envío de una señal eléctrica creando un circuito por todo el cuerpo, y en función del nivel de resistencia a la electricidad de cada tejido, conocemos los porcentajes de grasa corporal, agua, masa magra, etc. Es un método muy rápido y efectivo, aunque lo más fiable es la medición de pliegues cutáneos con caliper llevados a cabo por una persona con conocimientos de kinantropometría, que utilizamos en ciertas ocasiones.

BODY COMPOSITION
ANALYZER
DC-360

INPUT	
BODY TYPE	ATHLETIC
GENDER	MALE
AGE	42
HEIGHT	180 CM
CLOTHES WEIGHT	0 Kg
RESULT	
WEIGHT	83.1 Kg
FAT %	12 %
FAT MASS	10 Kg
FFM	73.1 Kg
MUSCLE MASS	69.5 Kg
TBW	48.6 Kg
TBW %	58.5 %
BONE MASS	3.6 Kg
BMR	8795 KJ
	2102 Kcal
METABOLIC AGE	27
VISCERAL FAT RATING	5
BMI	25.6

La antropometría se realiza todos los meses para medir de forma objetiva la mejora del programa de entrenamiento y nutrición que hemos preparado, y en función de la evolución continuamos o cambiamos el programa.

Algunos de los parámetros a observar en la antropometría son los siguientes:

1. **WEIGHT: PESO CORPORAL**
2. **FAT %: INDICE DE GRASA CORPORAL**
3. **FAT MASS: PESO GRASA**
4. **MUSCLE MASS: PESO DEL MÚSCULO**
5. **TBW%: PORCENTAJE DE HIDRATACIÓN**
6. **BONE MASS: PESO DE LOS HUESOS**
7. **BMR: METABOLISMO BASAL**
8. **METABOLIC AGE: EDAD METABOLICA**
9. **VISCERAL FAT RATING: GRASA VISCERAL O PROFUNDA.**
10. **BMI: ÍNDICE DE MASA CORPORAL**

Por último, efectuamos un entrenamiento de prueba protocolizado, en el que valoramos las aptitudes del paciente y cualidades físicas

¿Qué beneficios tiene la pérdida de peso en nuestra salud?

Existen una serie de beneficios del entrenamiento que vienen dados por el cambio de estilo de vida y las adaptaciones que se producen en el cuerpo con nuestro nuevo estado más reducido en grasa corporal:

- Aumento de la masa magra corporal y una disminución de la masa grasa.
- Incremento de la eficiencia del uso de las grasas y los hidratos de carbono de la comida.
- Aumento del metabolismo y del gasto energético incluso en reposo.
- Mejora de la eficiencia cardiovascular.
- Presión sanguínea más baja.

- Disminución del riesgo de desarrollar problemas cardiovasculares y enfermedades metabólicas.
- Descenso del colesterol LDL (lipoproteínas de baja densidad), conocido también como «colesterol malo».

Puntos claves a la hora de perder grasa según el American College of Sports Medicine (ACSM)

1. Realizar una ingesta calórica de no menos de 1.200 kilocalorías (kcal) por día para adultos normales y una mezcla apropiada de alimentos que cumplan con los requisitos nutricionales.
2. Proveer un balance calórico negativo (que no exceda 500-1.000 kcal/día por debajo de lo recomendado), que resulte en la pérdida gradual de peso (no más de 1 kilogramo) sin disturbios metabólicos.
3. Incluir el uso de técnicas de modificación de conducta para identificar y eliminar los hábitos que contribuyen a una nutrición inapropiada.
4. Incorporar un programa de ejercicios de tolerancia aeróbica de por lo menos tres días semanales, de 20 a 30 minutos de duración, a una intensidad mínima de 40 por ciento de la frecuencia cardíaca máxima.
5. Conseguir que los nuevos hábitos alimenticios y de actividad física puedan continuarse de por vida con el propósito de mantener el bajo peso corporal alcanzado.

Estas indicaciones que nos aporta el ACSM son correctas todas, pero muy generales debido a que son los puntos en común de todos los estudios científicos publicados. Por ello se quedan un poco cortas a la hora de utilizarlas y aplicarlas a nuestros programas de ejercicio tan personalizados; aun así, son muy importantes y debemos tenerlas en cuenta siempre.

Claves del entrenamiento CrysDyaz para perder grasa

Evidentemente, existen muchas maneras y metodologías para perder grasa corporal. Los últimos estudios científicos apuntan hacia el **HIIT** (*High Intensity Interval Training*) O Entrenamiento Interválico de Alta Intensidad, pero en CrysDyaz creemos que la innovación, creatividad, utilización de diferentes métodos y el principio de variedad del entrenamiento son determinantes a la hora de la adherencia a un programa, pues si siempre hacemos el mismo entrenamiento y los mismos ejercicios, el paciente acaba abandonando.

También hablamos de inversiones en salud a diferentes plazos. Esto significa lo siguiente:

- El entrenamiento de **resistencia** tiene unos beneficios a largo plazo en cuanto a salud cardiovascular muy importantes. Ya sea extensivo, intensivo o interválico, nos va a ayudar sobre todo con mejoras a nivel cardiopulmonar y sanguíneo, así como en la relación ventilación-perfusión.
- El entrenamiento de **fuerza** podría considerarse una inversión a medio plazo, pues nos ayudará a obtener un aumento de masa muscular, lo que incrementará el gasto calórico en reposo y nos ayudará a evitar dolores en articulaciones, así como a tener unos huesos más fuertes. La mejora a nivel postural es muy grande y nos sentiremos mucho más en forma.
- El entrenamiento de **alta intensidad** o **HIIT** lo podemos considerar una inversión a corto plazo, puesto que mejoramos la composición corporal y perdemos grasa de forma rápida. El **HIIT** es la metodología más adecuada para una pérdida de grasa. Hubo un tiempo en el que se dudaba de los beneficios en personas con riesgo cardiovascular, pero en los últimos congresos de cardiología ha quedado claro que la mejora es patente, ya que favorece la biogénesis de la mitocondria y el gasto energético.

Cabe decir que las inversiones que hacemos en los ejercicios de resistencia, fuerza y **HIIT** nos proporcionan un estado mental superior que implica que nos sintamos mejor con nosotros mismos y por ende nuestras relaciones sociales sean más satisfactorias.

También es importante tener en cuenta el **NEAT** (*Non Exercise Activity Thermogenesis*). Con ello nos referimos a todo ese ejercicio no programado que realizamos y que nos va a ayudar al incremento del gasto calórico diario: la cantidad de pasos que hacemos al día, si cogemos o no el coche para comprar el pan o el uso del ascensor. Esto está relacionado con la adherencia a un programa de entrenamiento, pues nos ayudará más de lo que pensamos a la consecución de objetivos y casi sin darnos cuenta.

En última instancia, para perder peso hay que efectuar una ingesta calórica menor al gasto diario de calorías. Si esto sucede, perderemos peso, pero los resultados son diferentes y mucho más interesantes si en vez de consumir menos comida lo que hacemos es más ejercicio, puesto que los beneficios a medio y largo plazo van a ser mucho mejores.

Ahora sí, para finalizar, lo más importante, nuestro **SECRETO** y el punto clave en nuestros programas es inculcar en los pacientes un estilo de vida saludable; sin esto, no tiene sentido todo lo anterior, no va a funcionar, eventualmente va a venir el abandono, el efecto rebote, el dar pasos atrás y volver a retomar nos supondrá un esfuerzo ímprobo junto a la sensación de vivir siempre a dieta y con restricciones.

En respuesta a esto, y debido a mi experiencia con familias pacientes durante más de doce años en los que he entrenado a abuelos, padres, hijos... y ya han empezado a nacer los nietos —ellos saben quiénes son y el cariño que les tengo—, es importante saber que cada persona pasa por diferentes etapas en su vida y que hay momentos en que van a estar más «enganchados» con el ejercicio, y habrá otros en los que menos, pero es labor del entrenador conseguir que en esos momentos de debilidad encontremos hueco para entrenar y continuemos, en la medida de lo posible, con el estilo de vida saludable, que ha venido para quedarse.

Mis ejercicios preferidos para este objetivo:

1. *Burpees.*
2. Peso muerto.
3. *Jumping jacks.*
4. *Mountain climbers.*
5. Sentadilla con salto y peso.

Nos gusta trabajar en intervalos, donde se varíen tiempos de trabajo y descanso en función del nivel, resistencia u objetivo de cada persona. También trabajamos con ejercicios evolutivos que aumentan su dificultad con superficies inestables (tabla de surf), pesos, resistencias en excéntrico (cono inercial), lastres, control de musculatura global, disminución de sentidos (por ejemplo, ojos cerrados), superficies deslizantes, coordinación (pared de escalada), equilibrio y muchos más...

Eso sí, el error es generalizar o establecer un protocolo común a través de un método que no se adapte a las necesidades de cada persona y su objetivo.

A modo de conclusión y para motivaros con el objetivo del que hablamos en este capítulo y que seguramente requiere más fuerza de voluntad recuerda que «todo camino comienza con un primer paso».

EMBARAZO Y POSTPARTO

En este capítulo he contado con la ayuda, experiencia y opinión de la que me atrevería a decir que es una de las mayores especialistas en actividad física y embarazo/postparto y que tengo el privilegio de tener en mi equipo: Paloma Calderón.

Cuestiones preliminares

El embarazo es una de las etapas más emocionantes en la vida de las mujeres. Pero muchas veces las dudas, los miedos, los cambios, lo desconocido, no les dejan disfrutar de este momento. Compartir esta etapa con ellas es algo mágico, ayudarlas a superar los miedos, resolver sus dudas, escucharlas y guiarlas para un camino más fácil es parte de nuestro trabajo como entrenadoras y no solo la prescripción de ejercicio físico adaptado.

Cada día es más normal que las mujeres embarazadas se animen a comenzar un programa de actividad física. Numerosos estudios confirman (M. Perales *et al.*, 2016; E, Artal, 2016; K. Petrov *et al.*, 2015, C. Moyer, 2015...) no solo lo beneficioso que es el ejercicio para la mujer, sino también para el futuro bebé. A nivel materno, estos beneficios son tanto físicos como psicológicos, incluyendo mejor función cardiovascular, menor riesgo a desarrollar diabetes gestacional, mayor elasticidad en las articulaciones, menos problemas de obesidad y menor tasa de síntomas depresivos y de insomnio, entre otros. Además, el ejercicio contribuye a que en muchas ocasiones el «tortuoso» proceso del embarazo sea llevado de la mejor manera.

El Colegio Americano de Medicina del Deporte reconoce que el embarazo puede ser un estímulo poderoso para motivar a una mujer sedentaria a adoptar de forma permanente hábitos de vida saludables. Indican que el mejor momento para comenzar la actividad es durante el segundo trimestre, ya una vez superada la etapa de náuseas y vómitos y antes de que en el tercero empiecen ciertas limitaciones físicas, salvo otra indicación por parte del profesional sanitario. Con respecto a las mujeres que ya practicaban ejercicio de forma habitual antes de quedarse embarazadas, pueden continuar con su programa de ejercicio, con ligeras adaptaciones del entrenamiento realizadas por especialistas del campo, sin que ello afecte al crecimiento o desarrollo fetal ni complique el embarazo.

Cuando hablamos de entrenamiento para embarazadas, no nos referimos a entrenar con menos intensidad, sino a hacerlo hacia un objetivo final, hacia un momento concreto: el parto. El parto tiene un gasto físico similar al de una maratón. ¿A que no se nos ocurre correr una maratón sin entrenar?

Beneficios

En los últimos años la cultura del entrenamiento ha ido evolucionando a pasos agigantados. Hasta hace poco el entrenamiento durante el embarazo estaba considerado un riesgo tanto para el bebé como para la madre. Las numerosas dudas y miedos nos impedían descubrir qué pasa en esta etapa durante el ejercicio. La falta de estudios y casos clínicos por este motivo nos impedía mostrar los grandes beneficios que podemos obtener. Hoy en día sí hay estudios que nos muestran los beneficios y, además, seguimos investigando, gracias a las mamás que deciden colaborar y confiar en grandes profesionales, para la creación de protocolos de entrenamiento.

Aunque cada vez menos, aún podemos encontrar gente para la cual las embarazadas son tratadas como enfermas y deben guardar reposo. Con el paso de los años, expertos en la materia, como la ACOG, han ido introduciendo recomendaciones de actividad física y deporte durante el embarazo, siempre y cuando no haya ninguna contraindicación. El objetivo de un programa de entrenamiento debe centrarse en beneficiarnos de todos los efectos positivos sin asumir ningún tipo de riesgo y buscando siempre la confianza y tranquilidad de la futura madre.

Por esto, el ejercicio debe estar prescrito por especialistas y siempre teniendo en cuenta el historial médico, las características, los hábitos de vida y cualquier otra particularidad de la gestante. Entre los beneficios destacamos:

Beneficios maternos:

- Mejorar el bienestar.
- Evitar el dolor de espalda.
- Mejorar las capacidades metabólicas y cardiopulmonares y reducir el riesgo de padecer diabetes gestacional.
- Favorecer los procesos del parto.
- Mantener el estado de condición física de la madre.
- Controlar la ganancia de peso de la madre.

- Mejorar la tolerancia a la ansiedad y la depresión.
- Mejorar el concepto de imagen corporal.

Beneficios en el parto:

- Menor riesgo de parto prematuro.
- Menor macrostomia fetal.
- Menor porcentaje de cesáreas y partos instrumentales.
- Mejor recuperación postparto.
- Prevención de disfunciones de suelo pélvico.

Beneficios para el feto:

- Mejor respuesta ante estímulos ambientales y luminosos.
- Menor porcentaje de masa magra.
- Menor riesgo de bebés prematuros y/o de bajo peso.
- Mejor desarrollo psicomotor.
- Mejor maduración nerviosa.
- Mayores beneficios en los perfiles de humor de Brazelton.

Programa de intervención/entrenamiento y embarazo

No solo cada mujer es un mundo, sino que también cada embarazo es diferente. Durante el entrenamiento debe primar la adaptación en cada trimestre, en cada mes y en cada semana, incluso en cada día. El mejor momento para comenzar a entrenar es una vez tengamos el «ok» del ginecólogo; hasta este momento, podemos seguir realizando vida normal bajando el nivel de impacto y la intensidad en nuestra rutina deportiva.

Actualmente no hay ninguna restricción que nos haga pensar que no podemos realizar un trabajo de fuerza y sí muchas ventajas de las cuales podemos beneficiarnos para un embarazo mejor.

Ahora bien, durante el entrenamiento, hemos de tener en cuenta una serie de puntos a evitar: maniobra de Valsava, posiciones en supino a partir de la semana 20, posiciones y cargas que generen un aumento de la presión intra abdominal. Junto a esto utilizaremos el *talk-test* que nos serviría de ayuda para controlar el nivel de intensidad de nuestro entrenamiento.

Primer trimestre/primera etapa

Una embarazada podrá comenzar las clases desde la primera visita al ginecólogo; por lo tanto, no se considera primer trimestre, sino primera etapa (aproximadamente semana 12). Podríamos considerar esta primera etapa hasta la semana 20.

En una planificación correcta, sería el momento perfecto para aprender y asimilar los patrones básicos del movimiento. No se puede realizar un entrenamiento de calidad si no conocemos cómo se mueve nuestro cuerpo. No se trata de hacer cinco sentadillas, sino de cómo las hacemos. En esta primera etapa evaluaremos y controlaremos la carga con la que empezaremos a trabajar y sobre la que progresaremos cada semana.

Segundo trimestre/segunda etapa

Trabajo de fuerza + trabajo aeróbico. Mínimo 30 minutos diarios.

Objetivos:

- Fortalecer cadena posterior.
- SP: trabajo de tono.
- Faja lumbo-abdominal (evitar diástasis y dolores lumbares).
- Prevenir alteraciones biomecánicas (síndrome cruzado de janda, hiperlordosis,...).

TRABAJO DE FUERZA + TRABAJO AERÓBICO = ENTRENAMIENTO CONCURRENTE

Tercer trimestre/tercera etapa

Parto en movimiento:

- Conocer y familiarizarse con todos los movimientos de la cadera/pelvis.
- SP: capacidad elástica.
- Movimientos que prevengan las adaptaciones biomecánicas de una casuística postparto.

Contraindicaciones absolutas y relativas

Definimos el embarazo como un estado de la mujer, un estado que podemos afirmar que será maravilloso, aunque lleno de emociones y cambios. La actividad física nos va ayudar a llevar un embarazo lleno de energía y sin limitaciones, pero no debemos descuidar que existen una serie de contraindicaciones que debemos tener en cuenta o incluso que puedes llevarnos a interrumpir la actividad (CSEP, 2002; ACOG, 2015).

Contraindicaciones absolutas:

- Enfermedad cardíaca hemodinámicamente importante.
- Enfermedad pulmonar restrictiva.
- Incompetencia cervical/cerclaje.
- Embarazo múltiple con riesgo de parto prematuro.
- Placenta previa después de las 26 semanas de gestación.
- Amenaza de parto prematuro.
- Rotura de membrana.
- Preclamsia.
- Anemia severa.

Contraindicaciones relativas:

- Anemia.
- Arritmia no evaluada.
- Bronquitis crónica.
- Diabetes tipo 1 mal controlada.
- Obesidad mórbida.
- IMV<12.
- Sedentarismo extremo.
- HTA mal controlada.
- Epilepsia o hipertiroidismo mal controlado.
- Gran fumadora.

Debemos interrumpir el entrenamiento en caso de:

- Sangrado vaginal.
- Contracciones regulares y dolorosas.
- Pérdida de líquido amniótico.
- Mareo o cefalea.
- Dolor en el pecho.
- Debilidad muscular.
- Signos de tromboflebitis.

Postparto

Después del parto, entramos en una fase de adaptación familiar de la que disfrutamos por encima de todo. Se nos llena la vida de tal manera que, a menudo, nos olvidamos de nosotras, de lo importante que es cuidarnos tras la preparación de este maratón.

El momento perfecto para empezar a entrenar es una vez pasada la cuarentena (seis semanas aproximadamente) en el caso de un parto vaginal y ocho semanas en el caso de una cesárea. En ambos casos es recomendable la previa confirmación médica y la *valoración del fisioterapeuta especializado en obstetricia y ginecología*.

El número de mujeres que participan en los programas de ejercicios después del parto disminuye considerablemente, siendo este un factor del sobrepeso y la obesidad. La falta de tiempo, las inseguridades, el cansancio suelen ser motivos para abandonar la práctica deportiva. Como entrenadoras no solo estaremos presentes durante el embarazo, sino también durante el postparto, ajustarnos a sus horarios, ayudarlas en sus seguridades, motivarlas a entrenar, adaptar sus entrenamientos a cada momento, mimarlas y empoderarlas como madres y, sobre todo, mujeres.

El ejercicio físico programado en la primera fase de la etapa postnatal puede actuar como un factor de recuperación de ciertos factores alterados por la gestación y, al mismo tiempo, ser un elemento de prevención en la aparición de otras complicaciones.

Además, si vamos más allá de los beneficios físicos, podemos comprobar que la necesidad de parar a escuchar nuestro cuerpo, de dedicarnos momentos a nosotras y darle paz a nuestra mente en una etapa de cambios es necesaria.

Objetivos y fases del entrenamiento

El entrenamiento durante el postparto va más allá de una pérdida de peso. El historial ginecológico, tipo de parto, posibles daños musculares derivados del embarazo, hábitos diarios, etc. son parámetros que nos van a guiar para diseñar un programa individualizado y adaptado a nuestra reciente mamá.

A pesar de que nos encontraremos con diferentes casuísticas y tendremos que adaptar día a día nuestro entrenamiento, hay objetivos comunes.

Objetivos generales:

- Determinar los daños musculoesqueléticos ocurridos tanto por el desplazamiento del centro de gravedad, debido al volumen abdominal, como por el proceso del parto.

- Restaurar el patrón de respiración.
- Reconexión del suelo pélvico.
- Reprogramación de la faja lumbo-abdominal.
- Reconectar suelo pélvico con la faja sinérgicamente.
- Corregir la postura.
- Cierre de diástasis abdominal.
- Disminuir el dolor de espalda.

Objetivos secundarios:

- Disminución del porcentaje de masa grasa y aumento del porcentaje de masa magra.
- Retomar la condición física previa al embarazo.
- Volver al peso óptimo.
- Retomar la disciplina deportiva.

Nosotras realizamos una división en tres fases en las que distinguimos el proceso de recuperación del parto y un trabajo con un objetivo más específico para la disminución del porcentaje de grasa. Para el establecimiento de estas fases vamos a utilizar una modificación de J. Faraone y C. A. Weis (2015):

Fase 1. Recuperación inicial. Regla de la R: *Rest* (Descansar), *Replenish* (Reponerse) y *Relate* (Relacionarse).

- Ejercicios posturales con el objetivo de mejorar la alineación corporal.
- Ejercicios de restauración y reconexión del proceso respiratorio.

Fase 2. Recuperación en curso. Entrenamiento ligero, creación de un hábito/rutina.

- Trabajo hipopresivo.
- Trabajo de coactivación (suelo pélvico + transverso).
- Core integrado (plano sagital).

- Movimientos globales adaptados a las necesidades maternas.

Fase 3. Estructuración del programa de entrenamiento concurrente.

- Movimientos globales con cargas progresivas.
- Trabajo de core (plano frontal y transversal).
- HIIT (entrenamiento de alta intensidad).

Debemos tener en cuenta que el postparto es más que la cuarentena, puede durar hasta un año. Es un momento especial y no siempre fácil, por tanto, el entrenamiento debe ser un momento de desconexión y tenemos que ser capaces de disfrutarlo. Tener pérdidas de orina, dolores pélvicos o lumbares no son síntomas normales tras el parto; es necesario acudir a profesionales de la salud y de la actividad física para recuperar nuestra figura y sentirnos bien con nosotras mismas.

DIFERENTES ETAPAS EMOCIONALES

Cabeza. Cuerpo. Corazón.

¡Qué trinomio más complicado y poderoso al mismo tiempo! Es esencial trabajar y cuidar los tres aspectos si lo que realmente buscamos es un estado de bienestar integral, completo.

A lo largo de mi vida, he pasado por etapas muy diferentes, en las que siempre alguno de los tres ámbitos ha flojeado, mientras otro podía estar en su máximo esplendor.

He aprendido a base de experimentar, vivenciar en mi piel las idas y venidas que la mente nos regala con el único objetivo de fortalecernos, hacernos mejores. Estos enfrentamientos no siempre han sido fáciles, y te adelanto que, a lo largo de tu proceso de cambio a una vida saludable o incluso si ya estás inmerso en este camino, te encontrarás con diferentes muros, tanto físicos como emocionales, y te aconsejo que te detengas a escucharte y conocerte.

Seguro que a ti también te ha pasado, dejándote la piel en algún entrenamiento memorable, vaciando tus fuerzas al final de una carrera, o en alguna otra situación en la que has sentido ese: «No puedo más, mis piernas van a fallarme en cualquier momento, y catapún, me desplomaré en cuestión de décimas de segundo». Déjame decirte que no es muy probable que te pase, pero sí te aseguro que siempre hay un poquito más que puedes dar. He llevado a muchos de mis pacientes frecuentemente a ese nivel tan exigente, y en esos segundos de lucha, la mente y el cuerpo se unen para demostrarte que son y que eres mucho más fuerte de lo que piensas.

Detente a pensar si realmente estás al borde del desfallecimiento o es tu mente la que te está diciendo: «Para, esto no me gusta, estábamos mejor descansando, o haciendo otras cosas que sufriendo de esta manera». Párate. Respétala, pero eres tú quien decide si hoy lo vas a intentar, créeme que puedes.

Tu zona de confort es un lugar relajante, tranquilo, maravilloso para según qué ocasiones, pero hay otras en las que tienes que salir de ahí, en las que tienes que buscar dentro de ti esas herramientas que te van a llevar de la mano a ese aprendizaje que solo alcanzas fuera de esa zona de relax.

Y te preguntarás: ¿continúo? ¿Me rindo? Te propongo que no tires la toalla. Esos momentos en los que tu cuerpo te pide parar y tú echas mano de tu fuerza mental son inmensamente gratificantes. Siempre digo que lo mejor de los entrenamientos es ese instante en el que, cuando creías que no podías más, te sorprendes dándote cuenta de tu fortaleza y te acompaña durante el resto de tu día, haciendo que te sientas orgullosa e inyectando una dosis de motivación a tus objetivos.

En muchas otras ocasiones, es tu mente la que va al límite y son tu cuerpo y tus emociones las que empujan hacia delante mientras tu cabeza te pide regresar a la casilla de salida. ¿Cuándo puedes pasar por esta etapa emocional? Sobre todo en situaciones de mucho estrés o de mucho agobio, que pueden coincidir con épocas de mucho trabajo, de momentos de cambio a nivel personal o quizás profesional, en las que tu cuerpo y la ilusión por conseguir algo te ayudan a seguir adelante, pero tu mente va en dirección contraria.

¿Qué te aconsejo en esta etapa emocional? Tratar de calmar tu mente, de bajar esos niveles de estrés y ansiedad regalándote rituales que sumen, que multipliquen tu felicidad. Puede ser desde una quedada con amigas hasta un baño relajante, un viaje exprés con tu pareja, un ratito de meditación diaria o simplemente un fin de semana de relajación total para cargar pilas. Estos pequeños gestos frenarán esos peligrosos grados de estrés y te devolverán los niveles de energía necesarios que tu cabeza necesita para seguir adelante con tu objetivo, tu reto o tu sueño. No siempre puedes entrenar al 100 por cien, y todos, y digo **TODOS**, tenemos días en que nos vence la pereza, que por mucho bien que sepamos que nos va a hacer, no tenemos ganas de entrenar, así que respétate. No puedes dar lo mejor de ti cada día, pero tampoco eches mano de esto como una «excusa» para dejar de ilusionarte o de hacer las cosas bien de forma general. Regálate esos descansos necesarios. No siempre tienes que exigirte el máximo, pero no siempre tienes que dejar que la pereza te gane la batalla. Como siempre digo, en la escala de los grises, en el equilibrio, está el éxito.

Por último —y quizás la fase más complicada para mí—, está cuando llevas al límite a tus emociones y son tu cuerpo y tu mente las que asumen la responsabilidad de tirar hacia delante. Esto se puede dar cuando atraviesas situaciones complicadas a nivel personal y a nivel más profundo, más interno, como por ejemplo tras una situación traumática, enfermedad familiar, separación...

No olvidemos que las emociones se definen como reacciones psicofisiológicas que son modos de adaptación a ciertos estímulos cuando uno percibe un objeto, persona, lugar o recuerdo importante. Las emociones alteran la atención, activan la asociación en la memoria y dan lugar a conductas concretas como respuestas del individuo. Por esa importancia que tienen es esencial dedicarles tiempo y atención, tanto como a la parte más mental o física. Estamos repletos de emociones. Nosotros mismos somos emoción. Ya lo decía Aristóteles en el siglo IV a. C.: «Educar la mente sin educar el corazón no es educar en absoluto».

Como os decía, esos momentos en los que las emociones están al borde del colapso, nuestra ilusión por cumplir un reto, nuestra fuerza física o mental nos impulsa a seguir hacia delante. ¿Qué hacer en esos casos?

Para mí, lo principal es respetarte y cuidarte. No intentes obviar lo que te pasa, compártelo con la gente que quieres y te quiere, no luches contra ti mismo y asume que sentimientos como la tristeza o la rabia no solo no te hacen más débil, sino que te fortalecen. Reconócelas en ti y dedícate tiempo para ello. Una frase que me encanta y que creo que define esto a la perfección es: «La vida no es esperar a que pase la tormenta, sino aprender a bailar bajo la lluvia». Así que baila, ríe y llora, la vida no es de color de rosa, pero todas las piedras que nos encontremos en el camino harán que el castillo que construyamos sea más grande y valioso.

Por todos estos motivos, es importante que identifiques en qué etapa emocional te encuentras y cómo lidiar con las contradicciones que se producen entre tu mente, tu cuerpo y tus emociones. Te he dado algunas pautas sencillas, pero estoy segura de que nadie mejor que tú para saber cómo te encuentras y cuáles son las herramientas que puedes utilizar para seguir luchando por tus sueños y objetivos sin descuidar ninguno de estos tres elementos presentes en tu día a día, totalmente complementarios y que se ayudan entre ellos.

Tener en cuenta estos aspectos en un proceso de cambio de hábitos es fundamental si lo que quieres es encontrarte bien en todos los sentidos. Es, quizás, en los momentos de entrenamiento, de ejercicio físico y en los que necesites mucha fuerza de voluntad para alimentarte de forma saludable donde más se evidencian el control o descontrol que tenemos sobre estos tres parámetros.

Recuerda que no todos los días te levantas de la misma forma, cada día es diferente y tus niveles de energía y motivación subirán y bajarán como una montaña rusa dependiendo de tus circunstancias, pero sé que, a partir de ahora, vas a tomar las riendas de tu vida en todos los sentidos, vas a ser el capitán del barco y vas a luchar contra viento y marea hasta conseguir tus objetivos, hasta alcanzar tus retos, hasta disfrutar de lo que, hace tiempo, eran tan solo posibles sueños.

Sobre todo, no olvides respetarte, rodearte tanto de profesionales como de personas de confianza como familiares, amistades, que te acompañen en el proceso y huye de todo lo que produce toxicidad en tu día a día, ya sean personas, rutinas, pereza y desilusión. El compromiso empieza en ti y contigo. Y para terminar te invito a que reflexiones con una bonita frase de Oscar Wilde a la que poco puedo añadir: «Amarse a uno mismo es el comienzo de una aventura que dura toda la vida».

AMENORREA

Un problema frecuente en la mujer deportista, en ocasiones derivado de una falta de seguimiento en un programa de entrenamiento y/o dieta, es la amenorrea o falta de menstruación durante un mínimo de tres períodos menstruales consecutivos. La amenorrea suele venir derivada de un porcentaje de grasa corporal muy bajo, causado comúnmente por un exceso de ejercicio físico y una dieta hipocalórica, es decir, una ingesta insuficiente de alimentos. Esa falta de energía la compensa el organismo alterando el ciclo menstrual.

Las consecuencias posteriores a este hecho suele ser una pérdida de mineral óseo y una disminución de la masa ósea, así como una mayor facilidad para sufrir lesiones, pudiendo derivar en casos graves en un problema de osteoporosis.

¿Qué hacer en esos casos? Cuando la amenorrea es causada por las causas comentadas, normalmente es tan sencillo como incrementar la ingesta alimenticia, reducir o incluso evitar los entrenamientos largos de cardio y sustituirlos por trabajo con pesas y buscar las herramientas que nos permitan controlar y reducir los niveles de estrés.

Si en algún momento tú te encuentras en esa situación o conoces a alguien que lo esté, mi recomendación es que acudas a un profesional de la salud que detecte las posibles causas para posteriormente comenzar el tratamiento correspondiente que te ayude a recuperar tu ciclo menstrual normalizado.

En muchas ocasiones, el problema va más allá y no recuperamos el ciclo normal variando en exclusiva la alimentación (en muchos casos, sí), sino que debemos incidir en el descanso, el tipo de entrenamiento, la medicación que tomamos, el estado de nuestro útero y ovarios (endometriosis u ovarios poliquísticos, por ejemplo)...

Seguramente mi experiencia clínica sitúe a esta «patología» como una de las que más angustia produce en la mujer (y su entorno). Como profesional del entrenamiento, os diré que no solo no debe frenarse la actividad, sino que debe continuar para mejorar los resultados. Eso sí, al lado de personal cualificado y especialista en el tema que nos ayude a saber cuánto y cómo, y con un trabajo multidisciplinar junto a nutricionistas, endocrinos y ginecólogos para poder averiguar la causa y consecuencia de este «aviso» de nuestro cuerpo.

ESTIMULACIÓN TEMPRANA

Desarrollo del niño de 0 a 4 años

	de 0 a 6 meses	de 6 a 12 meses	de 12 a 24 meses	de 2 a 4 años
Desarrollo motor	- Levanta la cabeza - Se prepara para el gateo	- Gateo - Se pone de pie y da algunos pasos	- Camina - Aprende a subir escalones	Aprende a andar en bicicleta
Cognitivo	Atiende a estímulos visuales y sonoros	Tiene un juguete favorito	Muestra más interés por libros y juguetes	Presta más interés por el dibujo
Lenguaje	Se comunica con el llanto y las sonrisas	Dice sus primeras palabras	Empieza a unir palabras, pero se equivoca con frecuencia	Su lenguaje es prácticamente perfecto. Aún puede tener problemas con algún fonema o tartamudear
Social	Dependencia de los padres y personas próximas	Muestra más interés por los grupos	Va perdiendo el apego a sus padres y busca jugar con otros niños	La época del «por qué» y la época de las rabietas

Ser madre te ayuda a ver este cuadro y escribir este capítulo con una perspectiva distinta, y si para él (y para otros apartados del libro) cuentas con la opinión y ayuda de una enamorada de los niños que dedica su día a día a educarles y hacerles mejor el resultado, será muy muy interesante y especial. Gracias, Sara Chicote.

Como puedes ver en la tabla anterior, existen una serie de objetivos a alcanzar en los niños en cuanto a su desarrollo motor, cognitivo, del lenguaje y social en la franja comprendida entre los cero y cuatro años. Pero... ¿qué es eso de la estimulación temprana? Empecemos por el principio: un estímulo es cualquier hecho, mirada, gesto... que recibe el niño desde el exterior, por sus vías aferentes o sensitivas.

La estimulación temprana consiste en proporcionar al bebé y al niño las mejores oportunidades posibles de desarrollo físico, intelectual, del lenguaje y social para que sus capacidades y habilidades le permitan ser mejor de lo que hubiera sido sin ese entorno rico en estímulos intelectuales y físicos de calidad.

¿Cuáles son sus beneficios? Optimiza las posibilidades de desarrollo, considera al niño como un sujeto activo, le ayuda a eliminar barreras, coordina el aprendizaje y comportamiento y favorece las conexiones neurológicas.

El primer año de vida va a ser fundamental para su desarrollo así que debemos prestar especial atención a estimularle positivamente en ese período, lo cual será muy beneficioso en su desarrollo en años posteriores. Siempre sin acelerar ese proceso de aprendizaje natural, y respetando el ritmo de cada uno. Si bien es cierto que muchos estudios científicos aseguran que todo crecimiento cerebral significativo finaliza a los seis años de edad, lo que estimulemos en esa etapa, y sobre todo de los cero a los cuatro años, les va a proporcionar unas valiosas herramientas para adquirir todas sus capacidades. El verdadero aprendizaje no depende de la edad del niño, sino de los estímulos que reciba y de las oportunidades que les brindemos de responder a ellos.

En este sentido, el papel que tenemos los padres es fundamental y va a ser la esencia de cómo queremos que nuestro hijo se relacione con su entorno. Por ello, hay una serie de tips imprescindibles desde mi punto de vista y que he tenido la suerte de poder experimentar con mi hijo:

- Cada niño tiene su propio ritmo de aprendizaje, su propio proceso de desarrollo único e incomparable, así que no debemos obsesionarnos. Los objetivos de la tabla anterior son orientativos. Conozco muchas personas que se obsesionan y se martirizan si su bebé no es capaz de alcanzar lo que supuestamente está determinado para cada momento. Eso es lo natural, respetar el propio ritmo de cada uno de forma individual, y por qué no decirlo, especial.
- A nuestros hijos hay que regalarles tiempo. Y es precisamente ese tiempo el mejor obsequio que les podemos hacer y del que más beneficios y sobre todo felicidad van a obtener. El tiempo es oro, como se suele decir, pero cuando se trata de nuestros hijos, todo el tiempo que podamos dedicarles va a ser un trocito del puzle que forma su felicidad.
- Moderar el uso de la tecnología. Soy consciente de que tenemos la suerte de vivir en una época con muchísimos avances científicos, tecnológicos... Pero cuando hablamos de bebés y de niños, tenemos que cuidar mucho y limitar al máximo el tiempo que pasan frente a la tecnología. Es momento de otras cosas: de descubrir, experimentar, de utilizar los sentidos para conocer el mundo, y créeme que la tecnología no va a facilitar ni a mejorar ese camino.
- Amor y cariño. Dos palabras que llenarán la vida de tu hijo/a, y al mismo tiempo la tuya. La sociedad frenética en la que vivimos dificulta mucho la tarea de ser padres: infinitos estímulos, ritmo de vida acelerado, horarios interminables..., pero no debemos dejar de educar a nuestros hijos en lo esencial de la vida. La prioridad debería ser el tiempo libre, la naturaleza, los momentos de tranquilidad. No se trata de ir quemando etapas, sino de disfrutar del viaje de descubrir el mundo, y hacerlo de la forma más natural posible. Nada mejor que un rato en familia en la naturaleza, tocar el suelo, la hierba, curiosear con los pequeños animales que nos encontremos, caerse de un culetazo al estar aprendiendo a andar y tener la capacidad de levantarse por sí mismos.

Caer y levantarse. Ahí es donde tiene lugar el auténtico aprendizaje. Como sabiamente ya decía Albert Einsten: «El aprendizaje es experiencia, todo lo demás es información».

INCONTINENCIA Y DISPAREUNIA: EL TABÚ DE LAS MUJERES TIENE SOLUCIÓN

Una vez alguien definió el suelo pélvico como una bandeja de camarero con tres agujeros y pude entender la importancia de una buena función en esta musculatura.

A partir de ese momento creímos en el deber de transmitir a las mujeres la necesidad de cuidar su suelo pélvico ante estímulos y situaciones complicadas. Desde deportistas de élite hasta mujeres sedentarias deben tener presente esta parte de ellas. No hace muchos años este tema era un tabú. A día de hoy podemos afirmar que las mujeres le prestan más atención y son capaces de ir a un especialista sin tanta vergüenza.

Aunque ya no estamos ante una sociedad tan purista, aún encontramos casos en los que problemas como la incontinencia urinaria o el dolor en las relaciones aparecen como un síntoma normal después de un parto. Quizás la culpa de todo la tengan los anuncios en los que se plantea el uso de salvaslip y compresas como algo normal en mujeres jóvenes. A partir de mi experiencia personal en talleres y *master classes* sobre este tema, es difícil encontrar a mujeres jóvenes en edad fértil que admitan este problema, quizás por vergüenza o porque piensan que tener algún escape es normal cuando están corriendo, o tal vez porque piensen que jamás les puede tocar a ellas. Y mi pregunta es... ¿somos conscientes de la importancia de esta musculatura cuando decidimos ser madres o simplemente realizar un deporte de impacto de manera continuada?

La mayoría de los problemas con el suelo pélvico aparecen tras un parto (o quizás a partir de este momento les damos más importancia), aunque también nos podemos encontrar mujeres nulíparas con sintomatologías similares. Debemos hacer entender a las mujeres que una incontinencia urinaria o tener dolor durante las relaciones sexuales no es normal y tiene solución.

En una consulta con un fisioterapeuta especializado en esta área, no solo se valora el suelo pélvico, sino también la postura, la musculatura abdominal, el diafragma torácico, etc. Esta valoración no tiene nada que ver con una revisión con el ginecólogo en nuestro caso buscamos alteraciones en músculos, ligamentos, fascias, etc., mientras que el ginecólogo valora los órganos reproductores (ovarios, útero, mamas).

Incontinencia urinaria

Existe aproximadamente un 30 por ciento de mujeres entre cuarenta y cinco y cincuenta y cinco años que sufren incontinencia urinaria, y, por vergüenza o desconocimiento, no acuden a un especialista. La incontinencia urinaria es producida en la mayoría de los casos por una debilidad en el suelo pélvico y, por tanto, el trabajo de esta musculatura junto con toda la que la acompaña en su función estabilizadora puede solucionar este problema.

Existen varios tipos de incontinencia urinaria:

- **Incontinencia urinaria de esfuerzo**. Es la pérdida involuntaria de orina asociada a un esfuerzo físico que provoca un aumento de presión intraabdominal (toser, reír, correr, saltar o incluso andar). La presenta entre un 40 y un 50 por ciento de las mujeres.
- **Incontinencia urinaria de urgencia**. Es la pérdida involuntaria de orina asociada a un fuerte deseo de orinar.
- **Incontinencia mixta**. Se presenta con urgencia y también al realizar ejercicios, esfuerzos, estornudos o toser.

¿Cómo podemos ayudar con fisioterapia a mejorar este tipo de problema?

Dentro de la fisioterapia tenemos técnicas que suponen un alivio de estos síntomas. Desde el entrenamiento de la musculatura del suelo pélvico con ejercicios de Kegel controlados por *biofeedback*, electroestimulación, etc., hasta un trabajo mucho más global. Pero a través de nuestra experiencia podemos afirmar que nuestra mayor baza, en la mayoría de los casos, es el trabajo de conciencia. Sí, has leído bien, la conciencia sobre nuestro suelo pélvico, su funcionamiento, la palpación, *biofeedback* de su contracción o biorretroalimentación. Conocer la musculatura, saber cómo trabaja, cuál es su función y cómo podemos mejorar su rendimiento, conocer esta parte tan íntima, pero tan desconocida para muchas mujeres.

Una vez que conseguimos que nuestras pacientes identifiquen su suelo pélvico y sean capaces de visualizarlo y conocerlo igual que conocen sus piernas, seremos capaces de unir esta parte a nuestra cavidad abdomino-pélvica y trabajarla como conjunto.

En CrysDyaz presentamos la cavidad abdomino-pélvica como una casa, en la que todas las partes son importantes, desde el tejado —que lo identificamos con nuestro diafragma—, hasta el suelo pélvico —que será la base de la casa—, pasando por las paredes como principales estabilizadoras y que asociamos con nuestro transverso abdominal. El trabajo del suelo pélvico de manera aislada es solo una parte del tratamiento; integrarlo junto al transverso abdominal y al diafragma es una sección más extensa de nuestra labor y para la cual creemos en el trabajo multidisciplinar de fisioterapia y entrenador.

Además de las anteriormente citadas, utilizamos diferentes técnicas (dependiendo del caso y la evolución del paciente) como la neuromodulación del tibial posterior, movilización del sacro en nutación y contranutación, hipopresivos, diario miccional (con comidas y bebidas incluidos y escalas de resistencia), Kegel premicción o conos y bolas con peso progresivamente... Todo ello dentro de un programa medido al milímetro y con un control muy cercano.

Es importante señalar que la incontinencia no frena la posibilidad de seguir con la actividad física, simplemente genera ciertas limitaciones (como el impacto, la electroestimulación, el trabajo de abdomen sin control, entre otros), que irán disminuyendo a medida que mejore el control, la conciencia y el tono. En este aspecto, la comunicación de fisio y entrenador será clave para esa readaptación que, por nuestra experiencia, será óptima, sin limitación de ningún tipo en un futuro.

Eso sí, debemos tener paciencia y confiar en nuestras posibilidades.

Dolor en las relaciones

Dentro de este gran tabú encontramos otro aún más profundo: el sexo. Un tema lleno de mitos y leyendas. El dolor en las relaciones es más frecuente de lo que nos podemos creer (tres de cada cuatro mujeres lo sufren), y además es un asunto que pocas son capaces de reconocer como algo anormal. El placer de la mujer en la cama parece ser, para algunas personas, algo secundario en las relaciones sexuales; síntomas como el dolor o la sequedad son muy comunes durante las relaciones.

No sabemos si por vergüenza, miedo, falta de confianza, miedo a la crítica, etc., muchas mujeres no tratan esta cuestión con sus parejas o con especialistas para poner solución a este problema. Hoy en día existen numerosas técnicas para acabar con esta incómoda molestia que en muchas ocasiones puede afectarnos a nivel psicológico. Por regla general, las mujeres que sufren dispareunia suelen acabar desarrollando falta de libido al asociar las relaciones sexuales al dolor y la frustración.

Son varias las causas que pueden provocar dispareunia (nombre técnico que recibe el dolor en relaciones sexuales) y más del 50 por ciento de las pacientes lo sufren por causas psicológicas.

- Falta de excitación en el momento de la penetración.
- Algún tipo de abuso sexual en el pasado o experiencia traumática por un parto complicado.
- Miedo al embarazo y a la maternidad.
- Nerviosismo de las primeras relaciones.
- Episiotomía con complicaciones o evolución patológica (atrofia de la cicatriz, por ejemplo).

Otro de los motivos de la dispareunia es un hipertono del suelo pélvico (vaginismo). Cambios posturales, cambios de peso, factores hormonales, infecciones o partos con y sin episiotomía provocan alteraciones en el suelo pélvico creando contracturas, cambios del tono, acortamiento de fibras, etc.

Todos estos «problemas» que nos crean limitaciones en nuestra sexualidad tienen arreglo; solo tiene que dejar de ser un tabú para encontrar las soluciones y comenzar a disfrutar.

Es en cabina (con tu fisioterapeuta de confianza o alguien que te recomienden) donde puedes hacer un maravilloso trabajo.

Yo he visto verdaderos cambios en la sexualidad de las parejas, así que no lo ocultes, buscaremos el problema y encontraremos la solución.

Algunas de las técnicas que utilizamos, y funcionan fenomenal, son el indibaintravaginal, Epi-no o tratamientos de puntos gatillo... Eso sí, progresivamente, sin incomodidades innecesarias y trabajando sobre la confianza del paciente de un modo muy respetuoso.

EJERCICIO Y CÁNCER

Ufff, lo que me ha costado incluir este capítulo en mi libro, ¡no os hacéis una idea!

Vivo una época complicada, con esta enfermedad más cerca de lo que me gustaría, y hablar de ello intentando darle un punto funcional, técnico y de evidencia científica es complicado... así que espero que si percibís angustia, emociones poco contenidas o temor, no me lo tengáis en cuenta.

No sé si os pasa, pero parece que la etapa vital en la que os encontréis es clave para aumentar de forma inconsciente el número de personas que la padecen/sufren/viven en vuestro alrededor. Si estás embarazada o con un bebé, solo ves embarazadas, carros y niños por todos lados, como si este fuera un año de «*baby boom*» cuando las estadísticas dicen que baja la natalidad en España. Y exactamente igual cuando sufres en la cercanía «esa dichosa palabra de seis letras que todavía me cuesta escribir», tal y como excepcionalmente describió Sara Carbonero en su anuncio a través de redes sociales.

Y ahora hablaremos de algunas de las dudas habituales que le surgen a la gente tras un diagnóstico de cáncer y que más recibo en consulta:

Me han diagnosticado cáncer, un millón de preguntas recorren mi cabeza, un millón de sentimientos encontrados que no sé cómo afrontar ni cómo actuar con mi familia y amigos. Quiero tener respuestas y voy a preguntar sobre esta enfermedad para intentar dejar de lado los sentimientos negativos y saber qué puedo hacer yo para controlarla o, por otro lado, si no se puede hacer nada contra la enfermedad. Miedo es la primera palabra que se me viene a la cabeza, miedo a la muerte, miedo a la enfermedad, miedo al qué dirán, miedo a sentirme mal, miedo al enfrentamiento, miedo, mucho miedo… será el desconocimiento, la relación de esta enfermedad con la muerte, pero me gustaría saber qué es el cáncer.

El cáncer no es una sola enfermedad, sino un grupo, que consiste en el desarrollo de células anormales, que se multiplican, crecen y viajan sin control por cualquier parte del cuerpo.

¿Cuáles son las típicas preguntas que surgen en estos casos?

Yo he oído que se forman tumores

Es cierto, estas células de las que hablábamos antes pierden su capacidad de «morir» y entonces al ir creciendo se acumulan en forma de unas masas que se llaman tumores o neoplasias y que además pueden destruir otros tejidos cercanos.

A mí ya me han diagnosticado, pero ¿cómo puede saber una persona si tiene cáncer?

Pues el cáncer se manifiesta de muy diferentes maneras, según el tipo y cada persona, desde debilidad, falta de apetito, un bulto, tos, ronquera... que además son síntomas coincidentes con otras enfermedades menos graves. Pero debemos confiar en nuestros servicios médicos que a través de anamnesis, analíticas, escáneres o indicadores tumorales, detectarán la enfermedad. Aunque lo más importante es confirmarlo con un análisis histológico con una biopsia o una punción-aspiración.

¿Y qué tipos de cáncer existen?

Normalmente, el tipo de cáncer se nombra en función del órgano o tejido en que se originó, aunque podemos decir que hay tantos cánceres como enfermos, pues a cada persona le afecta de forma distinta dentro de unos mismos parámetros médicos.

Podemos distinguir:

- **Carcinomas**, que se originan en células epiteliales que cubren superficies de órganos o glándulas y representan el 80 por ciento de la totalidad. Pulmón, colon, páncreas, mama, etc.
- **Sarcomas**, que se forman en el tejido conjuntivo, normalmente en los huesos pero, también en los músculos y cartílago.
- **Leucemias**, que se originan en la médula ósea, que se encarga de producir células sanguíneas y tener problemas de transporte de oxígeno o defensas.
- **Linfomas**, que se generan en el tejido linfático de ganglios y órganos linfáticos.

Me ha quedado bastante claro lo de los tipos, pero lo que más miedo me da es cuando escucho la palabra metástasis, que, evidentemente, sé que significa que ha crecido, pero ¿cómo funciona, qué sucede, se puede evitar?

El cáncer, en numerosos casos, se extiende por los tejidos adjuntos al que se ha formado, y también puede viajar a través de la sangre y la linfa hasta otros órganos distantes... Cuando esto sucede es lo que se llama metástasis.

Cada tumor evoluciona de manera diferente dependiendo del tipo y las características biológicas; a veces el patrón de diseminación viene dado por la anatomía y a veces por la capacidad de las células de invadir determinados tejidos.

Sí, perfecto, pero ¿a qué velocidad crece el cáncer?

No te puedo dar una respuesta exacta; un mismo cáncer en diferentes personas puede crecer y expandirse más rápido o más lento; se va a detectar cuando tenga al menos 1 centímetro cúbico, pero va a pasar por etapas de crecimiento más veloz y otras más lentas... sobre todo en los últimos estadios.

Otra cosa que no entiendo muy bien es lo de los estadios, que si es uno o dos, y además los definen con letras raras...

Es cierto, y además complicado. Se utiliza el sistema TMN, en el que la T se refiere al tamaño del tumor de 1 a 4, la N a los ganglios (si tienen afectación o no), que va de 0 a 3, y la M a la metástasis, con 0 o 1... pero no te voy a contar mucho más porque la cosa es más complicada de lo que parece y los datos a veces cambian.

Bien, pero ahora la pregunta del millón: ¿por qué yo?

Bueno, a esto no hay respuesta, y es una pregunta que todo el mundo se hace, lo que sí te puedo decir sin complicarme mucho es que viene producido por un daño o mutación en el ADN, y que puede ser heredado o producido por factores externos.

¿Factores externos?

Sí, puede ser causado por factores externos, llamados carcinógenos... son factores que aumentan el riesgo de cáncer.

La mitad de los tumores se producen como consecuencia del tabaquismo, el alcohol y el sedentarismo.

No me lo puedo creer, ¿de verdad? ¿Y por qué no nos informan de forma más radical sobre esto?

A eso no tengo respuesta, pero te sigo contando el tabaquismo representa el principal carcinógeno ambiental y es la principal causa de cáncer de pulmón y tiene relación con otros, como esófago o páncreas.

Lo tengo claro, no fumar bajo ningún concepto...

Sí, y además, la combinación de alcohol y tabaco presenta un riesgo mucho mayor de padecerlo que cualquiera de los dos por separado.

Bien, alcohol tampoco

También existen múltiples evidencias que afirman que los hábitos alimentarios y de estilo de vida aumentan las probabilidades, sobre todo la obesidad y la inactividad física.

Entonces, si dices que la obesidad y la inactividad están relacionadas con el cáncer... ¿significa que si hago ejercicio físico mejoro?

Podríamos decir que sí.

¡¡¡¡¡Por fin!!!!! Algo sobre lo que puedo influir, algo que puedo controlar, porque esta sensación de falta de control me produce mucha ansiedad, así que cuéntame cosas sobre el ejercicio físico para poder mejorar.

Sí, el ejercicio es clave, no solo en la prevención, sino en el tratamiento, ya que mejora la calidad de vida y la esperanza de vida en los pacientes, y existen numerosos estudios científicos que demuestran lo que digo.

Todos conocemos la importancia de la actividad física y el deporte como síntomas de salud en población normal. Pues bien, esto se traslada al cáncer, con miles de estudios científicos en los que en casi todos se producen mejoras, tanto en el pronóstico de la enfermedad psicológicamente y en la calidad y esperanza de vida.

Qué buenas noticias. Entonces, ¿todos los estudios demuestran que el ejercicio mejora la calidad de vida?

Bueno, no solo eso, tiene muchísimos beneficios, no los relacionados con el cáncer nada más, como la reducción de los efectos secundarios de la quimioterapia y la radioterapia, o disminuir la probabilidad de recidiva, sino muchos más: mejora la capacidad energética, ayuda a mantener la masa muscular, mantiene la densidad ósea, controla la ansiedad; favorece el sueño, mejora las relaciones sociales... e incontables beneficios más.

Entonces, ¿cuándo empiezo?

Bueno, se debe empezar desde la infancia, debemos concienciar a la población de la necesidad de que los niños hagan ejercicio, de evitar la obesidad infantil, y por ende determinados casos de cáncer. Dicho esto, hay que empezar cuanto antes... pero siempre con permiso del médico; en muchos casos ha habido cirugía, y por tanto habrá que esperar a estar preparado para comenzar de forma segura.

Es importante comenzar de forma progresiva, no debemos forzar, y que el ejercicio aumente de forma natural y poco a poco.

Debemos ponernos en manos de un profesional del ejercicio físico, que además tenga conocimientos de la patología, ya que esta persona nos podrá recomendar los ejercicios más adecuados en función de nuestro nivel físico anterior.

Después de la operación voy a recibir tratamiento de quimioterapia y radioterapia, ¿puedo realizar ejercicio durante los tratamientos?

No solo puedes, sino que debes. Como te he dicho antes, va a ayudar a mitigar los efectos secundarios, así como la energía y la autoestima, aunque debemos tener en cuenta otra serie de aspectos.

Hemos de evitar ejercicios peligrosos que tengan riesgo de caída, pues aparte de la debilidad, la piel y las mucosas están afectadas y cualquier golpe puede producir un corte y existiría un riesgo de infección (recuerda que tus defensas con el tratamiento van a estar bajas).

Cuando estamos con radioterapia, que es un tratamiento mucho más localizado, tenemos que procurar no forzar las zonas cercanas a la zona tratada, puesto que pueden estar débiles y romperse.

Es muy interesante, a la hora de realizar ejercicio físico, poder hacerlo en grupo, pues el factor psicológico mejora muchísimo encontrando apoyo moral en otras personas en la misma situación en la que tú estás.

Pero hay veces que me siento muy agotado.

Es totalmente normal, la fatiga es el efecto colateral del cáncer más común, y además el más estudiado.

Esta fatiga no solo es normal, sino que puede durar años después de haber superado la enfermedad. No te lo digo para asustarte, sino para que tengas en cuenta que puede suceder y no te alarmes en el futuro.

De hecho, la Red Nacional de Cáncer de Estados Unidos (NCCN) define la fatiga como «sensación subjetiva y persistente de cansancio físico emocional y o cognitiva, relacionada con el tratamiento de cáncer que no es proporcional a la actividad reciente y que interfiere con la funcionalidad diaria».

La fatiga impacta en la actividad diaria y la calidad de vida, e incluso ha sido postulada como **PREDICTOR DE SUPERVIVENCIA** (de ahí tantos estudios relacionados con la misma).

Por esto insisto en que se debe realizar ejercicio, aunque es normal que a veces tengamos que posponer la sesión, puesto que entiendo que hay días en los que no se puede.

Qué interesante, pero ¿qué tipo de ejercicio puedo realizar?

Debemos entrenar las cuatro capacidades físicas básicas: fuerza, resistencia, flexibilidad y velocidad (en menor medida).

La fuerza nos va a ayudar a mantener la masa muscular, puesto que seguro vamos a perder durante el tratamiento, ya sea por falta de apetito o inactividad, por tanto, el trabajo de fuerza nos ayudará a mejorar este aspecto.

Los ejercicios de fuerza pueden ir desde levantamiento de pesas, gomas o empujar objetos hasta sentarse en una silla, siempre dependiendo del nivel de la persona.

La resistencia o la capacidad aeróbica va a ser importante para evitar esa fatiga de la que hablábamos antes como predictor de supervivencia, puesto que vamos a conseguir cansarnos menos en las actividades del día a día.

En función de cómo nos encontremos podemos caminar, correr, nadar, bailar...

La flexibilidad es importante porque perderemos cierta movilidad articular; por tanto, si estiramos y realizamos movilidad en los entrenamientos, lograremos mantenerla. La trabajaremos con *fitball*, gomas, aumentando los rangos articulares o con actividades como yoga o taichí.

Incidiremos en la velocidad solo en sujetos que tengan una buena forma física previa, puesto que, como hemos dicho antes, debemos adaptarnos siempre a las capacidades del sujeto.

Acabaré el capítulo haciendo algunas recomendaciones imprescindibles para mí:

- *Guía de ejercicio físico para pacientes con cáncer de mama localizado y avanzado* (*geicam.org*)
- La especialista en ejercicio físico y cáncer de la AECC Soraya Casla.
- La oncóloga Ana Ruiz, que promueve tanto en su práctica clínica como en sus diversos artículos e investigación el gran impacto del ejercicio en pacientes oncológicos (tanto en la efectividad de tratamiento como en la prevención de recidivas y la mejora de sintomatología asociadas a los fármacos).

DIABETES, EL GRAN PELIGRO DESCONOCIDO

En este caso, la ayuda la he recibido de mi mayor apoyo, mano derecha y gran especialista en esta patología: Rodrigo Carretero, que además tengo la suerte de que sea mi marido.

La diabetes *mellitus* puede ser considerada una de las principales «alarmas sociales» en la salud humana en el siglo XXI. No es algo para tomarse a la ligera. Cambios pronunciados en nuestro entorno, comportamiento y estilo de vida han desembocado en altas tasas de obesidad y diabetes. Esta pandemia (que así se puede considerar) causa deterioro en la calidad de vida de los que la padecen y altos costes socioeconómicos a la sanidad y al Estado. De ahí la importancia que le doy al consumo de azúcar y ultraprocesados, al cual he dedicado un capítulo completo, porque, como profesional de la salud, considero de vital importancia el cambio de hábitos a nivel global.

Históricamente, parece ser que los primeros casos registrados datan de la época egipcia. Pero fue Areteo de Capadocia el que dio nombre a la enfermedad en el siglo II. Diabetes en griego significa «correr a través» por la rápida eliminación de agua por parte del riñón. Ya en el año 1679, Tomas Willis hizo una descripción magistral de la diabetes caracterizándola por el sabor dulce de la orina. De ahí el nombre de diabetes *mellitus* (con sabor a miel). Grandes avances se han hecho hasta hoy, que existe un conocimiento muy profundo de la enfermedad, pero, paradójicamente, el número de personas que la padecen aumenta exponencialmente.

La diabetes *mellitus* es un conjunto de trastornos metabólicos que afecta a diferentes órganos y tejidos y se caracteriza por una hiperglucemia, un aumento de los niveles de glucosa en sangre. Está ocasionada por una serie de alteraciones, siendo la principal una deficiente producción de la hormona insulina, que es secretada por las células beta del páncreas o por su inadecuado uso por parte del cuerpo (músculo esquelético, lípidos y células hepáticas), que repercutirá en el metabolismo de los carbohidratos, lípidos y proteínas.

Se pueden diferenciar varios tipos de diabetes *mellitus*, entre las que podemos encontrar:

- **Diabetes *mellitus* tipo 1.** Surge y se diagnostica generalmente en la infancia; el cuerpo no produce insulina o no lo hace en cantidad suficiente debido a la destrucción de las células beta de los islotes de Langerhans del páncreas y necesita compensarse con inyecciones de esta hormona. Las causas no están claras, pero parece ser que juega un papel importante la genética, los virus y problemas autoinmunes.
- **Diabetes *mellitus* tipo 2.** Es mucho más común que la de tipo 1, y se presenta principalmente en la edad adulta, aunque cada vez más en jóvenes, con las consecuencias que eso puede acarrear. En esta enfermedad, el páncreas no segrega la insulina suficiente para mantener los niveles de glucemia normales se observa una resistencia a esta hormona (deficiente utilización periférica por los tejidos de

la glucosa), lo que implica que el receptor de la insulina de las células que se encargan de facilitar la entrada de la glucosa a la propia célula está dañado. Cada vez hay más personas en riesgo de desarrollar esta enfermedad debido al creciente sedentarismo e inadecuados hábitos alimenticios, pues tiene una alta correlación con la obesidad. La gran ventaja de este tipo de diabetes es que se puede controlar e incluso prevenir sin necesidad de llegar a depender de dosis externas de insulina.

- **Diabetes gestacional**. Se presenta por primera vez durante el embarazo. Diversos estudios apuntan a que está relacionada con la genética y la obesidad, y las mujeres que la padecen tienen un alto riesgo de desarrollar diabetes tipo 2 después del parto.

La T2DM, ha alcanzado en la actualidad las proporciones de una epidemia, y de acuerdo con la Federación Internacional de Diabetes (IDF), la enfermedad afecta a doscientos cuarenta y seis millones de personas en todo el mundo. Pero el dato que más inquieta es que se prevé que en el año 2025 haya aproximadamente trescientos ochenta millones. Este panorama es incluso más dramático si se considera que la prevalencia de esta enfermedad ha aumentado drásticamente entre niños y adolescentes. Tal es su importancia que las complicaciones que produce como cardiopatía, hipertensión, dermopatía, fallo renal, fallo hepático, ceguera y muerte prematura, deterioran la calidad de vida y disparan los costes en salud.

A la hora de plantear una intervención, y tomando en consideración los últimos estudios relacionados con la diabetes *mellitus* tipo 2, se deben tener en cuenta los cuatro pilares básicos que a continuación se detallan, ya que se ha demostrado que existen mejoras más significativas en las intervenciones pautadas de esta manera:

- Educación diabetológica.
- Actividad física.
- Cambio de hábitos alimenticios.
- Cambio en el estilo de vida.

Educación diabetológica

Entre las personas que padecen diabetes, existe un gran desconocimiento sobre su propia enfermedad (un 60 por ciento de los españoles que la padecen no cumple los objetivos de control de la glucemia). Esto puede deberse a una deficiente percepción de la gravedad de su enfermedad. Por ello es necesaria una educación diabetológica para lograr un conocimiento más profundo y ser capaz de percibir el riesgo y la importancia de la propia enfermedad, valorándola adecuadamente.

La educación es uno de los esquemas de actuación propio de estudios en los que también se incluye dieta, ejercicio y control de peso.

Ejercicio físico

Ejercicio en diabetes tipo 2

El ejercicio físico se puede considerar como la mejor herramienta para prevenir y evitar el desarrollo de la T2DM. Otra clave importante para incluir el ejercicio en las intervenciones es la percepción personal en cuanto a la calidad de vida. Se ha demostrado que las personas que son tratadas para prevenir la diabetes a través del ejercicio tienen una mejor percepción de su calidad de vida.

Efectos del ejercicio aeróbico

Numerosos estudios han demostrado que el ejercicio aeróbico practicado de forma regular ejerce un efecto positivo sobre el volumen de oxígeno máximo (VO_2max). Además, se produce una reducción de la hemoglobina glicosilada (HbA1c), que es el principal indicador del control glicémico permitiendo su mejora. Aunque en muchas ocasiones el ejercicio aeróbico produce una pérdida de peso significativa, estos beneficios son adquiridos de igual manera, aunque la pérdida de peso por parte de la persona no sea importante.

Por otro lado, hay un descenso del LDL colesterol (lipoproteínas de baja densidad), acompañado de un aumento del HDL colesterol (lipoproteínas de alta densidad), mejorando de forma general los niveles de colesterol y reduciendo el riesgo de ateroesclerosis y otras enfermedades cardiovasculares.

Efectos del ejercicio de fuerza-resistencia

El ejercicio de fuerza-resistencia ha sido reconocido como un procedimiento de entrenamiento útil para la reducción de riesgo cardiovascular, así como de la mejora de la acción de la insulina sobre los tejidos con la consecuente ayuda al tratamiento de la T2DM.

Existen estudios que demuestran que un circuito de fuerza-resistencia de intensidad moderada provoca un aumento de la masa muscular, lo que parece incrementar el aclarado de la glucosa en sangre. Esto conlleva una mejora en la sensibilidad a la insulina.

Efectos del ejercicio aeróbico combinado con el de fuerza-resistencia

Parece ser que esta es la mejor fórmula de entrenamiento, ya que ofrece un efecto sinérgico considerable multiplicando los beneficios del ejercicio y logrando un mayor efecto sobre el control glicémico. Este control sobre la hiperglucemia es la meta principal del tratamiento de la T2DM a través del ejercicio físico, con una posible reducción de los fármacos necesarios para combatirla. Por tanto, se aconseja alternar ambos tipos de ejercicio teniendo en cuenta las características del individuo e incrementando de forma progresiva un tipo u otro en función de la mejora. Como siempre, se recomienda la ayuda de un profesional que conozca las capacidades y los límites de cada persona que entrena.

Recomendaciones en cuanto al ejercicio físico

En cuanto a ejercicio físico, la ADA (American Diabetes Association) y programas como el DDP (Diabetes Prevention Program) recomiendan de forma general 150 minutos semanales de actividad física moderada entre un 50 y un 70 por ciento de la tasa cardíaca máxima, a los que posteriormente, y gracias a estudios científicos, se ha aconsejado combinar estos 150 minutos con tres sesiones de ejercicio de fuerza resistencia semanales.

El American College of Sports Medicine (ACSM) recomienda a su vez para diabéticos ejercicios de fuerza-resistencia dos veces a la semana con al menos una serie de 10-15 repeticiones de los principales grupos musculares; a su vez, reconoce que si se aumentan la intensidad y las series, los resultados puedan ser mejores, aunque destaca que tal vez no sean ejercicios adecuados para ciertas personas (sedentarios, obesos y obesos mórbidos).

Ejercicio en diabetes tipo 1

Las indicaciones son prácticamente las mismas que para el tipo 2, pero al ser una enfermedad que no se puede curar, vamos a seguir necesitando inyecciones de insulina, aunque mejoren los índices glucémicos.

A la hora de realizar ejercicio físico, la ADA emite las mismas recomendaciones que se dan para los de tipo 2. En individuos con T1DM, como la recomendación diferencial extraída de varios estudios es la de llevar a cabo el ejercicio por la tarde para evitar el riesgo de hipoglucemia nocturna.

Ejercicio en diabetes *mellitus* gestacional

Se prevé que la GDM sea en el futuro uno de los problemas más comunes durante el embarazo a medida que se incremente la obesidad en nuestra sociedad actual.

Existen varios factores de riesgo, como la genética o la dieta, pero el factor cuya tasa de correlación es más alta es la obesidad. Por tanto, es importantísimo realizar ejercicio durante el embarazo, así como una dieta adecuada, un tema que desarrollo de forma más profunda en el capítulo de embarazo y ejercicio.

Las limitaciones en cuanto al ejercicio físico en este colectivo son altas, puesto que al riesgo de diabetes, en muchos de los casos por la obesidad, se le suma el embarazo.

No podemos olvidar que si padecemos diabetes gestacional hay muchas probabilidades de que continuemos con ella una vez finalizado el embarazo, por ello es tan importante la concienciación de las mamás de esta posibilidad.

Hábitos alimenticios

La diabetes, como se ha dicho anteriormente, está muy relacionada con la obesidad (hasta un 80 por ciento), de ahí la importancia de la inclusión de una dieta adecuada y diseñada por expertos y profesionales en las intervenciones.

El tipo de alimentos no difiere de cualquiera recomendado en una dieta saludable al uso; evidentemente, debemos evitar el alcohol, el azúcar y los ultraprocesados por ser hipoglucemiantes.

Se debe tener en cuenta que para las personas que padecen diabetes es más complicado perder peso que para aquellas que no son diabéticas, e informar de ello a los individuos que llevan a cabo el programa.

La mayoría de los estudios hablan de que una reducción de aproximadamente 500 calorías al día es la mejor opción para mantener la dieta por la importancia del cambio en el estilo de vida al que se hará referencia más tarde.

Estilo de vida

El cambio en el estilo de vida es la piedra angular de la prevención y el control de la diabetes es un enfoque 360 grados; todo a nuestro alrededor debe ayudarnos a llevar un estilo de vida saludable. Existen numerosos casos de abandono después de un periodo de tiempo sometiéndose a programas de dieta y ejercicio puntuales; por tanto, tenemos que incorporarlo a nuestro día a día, no como algo excepcional, sino para siempre. Si hablamos de cifras, podemos destacar que un cambio en nuestro estilo de vida, con comida sana y actividad física moderada, reduce un 58 por ciento la posibilidad de desarrollar diabetes.

Es muy importante que nuestro entorno nos apoye a la hora de llevar este cambio tan importante y nos ayude a conseguir llevar una rutina adecuada y un equilibrio total en cuanto a conocimiento de la enfermedad, ejercicio y alimentación saludable para poder evitar abandonos con las consecuencias perniciosas que acarrean.

CAPÍTULO 6

¿Lo que realmente quieres es un core de acero?

CUESTIONES PRELIMINARES

Otra de las partes del cuerpo más demandadas, sin duda, es el abdomen. Todos (y cada vez más, todas) quieren tener unos abdominales visibles. Sobre todo de cara al verano, con la famosa operación bikini, nos preocupa mucho tener un vientre plano. En el caso de las mujeres,actualmente es muy frecuente lucir abdomen: la industria de la moda nos ha traído el «*crop top*», y de momento se está manteniendo. En el caso de los hombres, el deseo va más allá, ellos quieren verse un *six pack* potente, es más, todas las revistas deportivas dedicadas al género masculino centran la mayor parte de sus recomendaciones en cómo conseguir un abdomen marcado.

Por mi experiencia, muy pocas personas vienen demandando un abdomen fuerte y sano para proteger su espalda o mejorar su rendimiento deportivo, a no ser que se lo haya recomendado un profesional o derive de alguna lesión concreta. El abdomen culturalmente siempre ha tenido un papel meramente físico y visual, y esto es un grave error. En realidad, el problema viene cuando abusamos de las máquinas de gimnasio (incluso de las de la teletienda) y de ejercicios poco funcionales. Lamentablemente, siento decirte que matarte a trabajar el abdomen no solo no va a ayudarte a verte el vientre plano ni marcado, sino que además estarás descompasando tu cuerpo. Todo tiene que tener un equilibrio.

Suponiendo que lleves a cabo una rutina de entrenamiento adecuada, y tus abdominales estén bien trabajados, si no lo acompañas de una correcta nutrición y tienes un porcentaje de grasa alto, no vas a conseguir que se vean los «cuadraditos». Asimismo, igual de importante es el descanso, pues un entorno hormonal desequilibrado nos puede jugar una mala pasada. La hormona más relacionada con el estrés y la falta de sueño, el cortisol, hace que el cuerpo tienda a acumular grasa en la zona del abdomen y vísceras.

Dejando a un lado el objetivo visual, vamos a continuar con la funcionalidad de la musculatura en cuestión. En los últimos años nos ha invadido el término CORE. Seguro que tú también has oído hablar de él, pero ¿de verdad sabemos en qué consiste? ¿Es lo mismo referirse al core que al abdomen? ¿Qué función tiene el abdomen en nuestro complejo sistema musculo-esquelético si no es puramente visual?

QUÉ ES EL CORE Y QUÉ MÚSCULOS LO COMPONEN

El término core viene del inglés y significa «núcleo». Engloba varios músculos, entre los que se encuentran los abdominales. Funciona como una faja mediante la sinergia de todos los músculos que la componen, protegiendo y dando soporte a las vísceras abdominales y pélvicas, estabilizando la columna e igualmente dando un punto fijo a nuestros miembros (superiores e inferiores) para mejorar la eficacia y eficiencia del movimiento.

Podemos dividirlo en varias «capas» según su profundidad:

1. **PROFUNDA** (fibras tónicas). Tienen un papel de sujeción y estabilizador:

- **Multífidos.** Son unos músculos pequeños que se encuentran a ambos lados de nuestra columna vertebral. Su función principal es la de sostener, estabilizar y erguir la columna. Numerosos estudios han determinado que las personas con dolor crónico lumbar tienen una debilidad marcada de esta musculatura.

- **Diafragma**. Es el músculo respiratorio por excelencia, pero también tiene un papel estabilizador. Cuando inhalamos, el diafragma desciende llevando las vísceras hacia adelante (el abdomen da soporte) y hacia abajo (el suelo pélvico contiene).
- **Suelo pélvico**. Es un grupo de músculos que contienen las vísceras, participan de la función sexual y la estabilidad corporal. Es la «tapa» inferior del core, siendo muchas veces víctima de las disfunciones de otros músculos. Muy importantes para la estabilización de la cintura lumbopélvica sobre todo en el equilibrio anteroposterior.
- **Transverso del abdomen**. Estabilizador de la articulación sacro-ilíaca. Su debilidad está muy relacionada con patologías de pubis.
- **Psoas**. También llamado el músculo del alma en la cultura oriental (tiene una relación muy directa con las emociones y sobre todo los miedos). Es el único músculo que conecta directamente la columna con los miembros inferiores. Por tanto, es vital en todo movimiento que implique equilibrio, rotación del tronco y de las piernas y, en definitiva, cualquier movimiento general del cuerpo.

En resumen, podemos decir que todos ellos actúan por co-contracción dando soporte a las vísceras al respirar, y al hacer cualquier movimiento o ejercicio.

2. **MEDIA**. Estabilizan de manera más global:

- **Oblicuo interno y externo**. Los oblicuos internos se cruzan por encima del transverso y por debajo del recto abdominal, y los externos van perpendiculares a ellos. Tienen un papel de estabilizar en los movimientos principalmente de rotación.
- **Cuadrado lumbar**. Tiene como función estabilizar la pelvis y darnos equilibrio. También está involucrado en la ex-

tensión y la inclinación de la columna. Ejerce como asistente en la inspiración.

3. **SUPERFICIAL** (fibras fásicas). Tienen un papel puramente movilizador:

- **Recto abdominal**. Es el músculo de los «cuadraditos». Sus funciones son las de flexor del tronco, espiración, elevador de la pelvis y reducción de la lordosis lumbar.
- **Paravertebrales** (longísimo, espinal e iliocostal). Grupo de músculos ubicados unos paralelo del otro, a los lados de la columna vertebral. Su acción es extender la columna.
- **Dorsal ancho**. Músculo muy grande que cubre gran parte de nuestra espalda. Conecta la columna lumbar y dorsal con el miembro superior. Es un músculo de tracción, tiene como función la extensión, la abducción, la flexión y la rotación interna de la articulación del hombro. Papel estabilizador durante la inclinación lumbar.

Otros músculos a nivel de la cadera, que también forman parte del core, por su acción estabilizadora de la región lumbopélvica, son el glúteo medio, el glúteo mayor, aductor largo y mayor y tensor de la fascia lata.

CÓMO TRABAJARLO

Como ves, el core es mucho más que el abdomen. Y el abdomen en sí no es una musculatura que debamos trabajar aisladamente, puesto que actúa en sinergia con muchos otros músculos del tronco, y tiene principalmente un papel estabilizador.

La mayor parte del entrenamiento de abdominales, por tanto, debe ser indirecto. Recientes estudios han demostrado que existen ejercicios que activan de una manera más potente el músculo, y no son ejercicios que estén dirigidos específicamente al abdomen, como por ejemplo, una dominada o un peso muerto. Los mejores ejercicios para los abdominales no parecen de abdominales. Aislar los abdominales flexionando constantemente la columna no es buena idea (típico *crunch*). Puedes hacerlos de vez en cuando, pero no son el tipo de ejercicios que debes priorizar, ni que formen la base de tu entrenamiento abdominal.

Por mi experiencia, lo ideal es combinar ambos tipos de ejercicios, más globales, como los que he nombrado, con otros más analíticos teniendo en cuenta ciertas pautas.

Para trabajar correctamente nuestros abdominales debemos incorporar a nuestra rutina de entrenamiento ejercicios que supongan un desafío, que les obliguen a estabilizar y controlar continuamente el torso como movimientos unilaterales (*press* a una mano, planchas laterales), superficies inestables (TRX®, *fitball*), y ejercicios de estabilización estática (planchas isométricas), dinámica (rueda abdominal, planchas dinámicas), y si procede, hipopresivos.

EJERCICIOS CLAVE

Os voy a dar varios ejemplos de rutinas para incorporar a vuestro plan de entrenamiento. Una opción para trabajar diariamente el abdomen si entrenas con mucha frecuencia (cinco días a la semana o más) sería incorporar varias planchas al final de tu entrenamiento. Si, en cambio, quieres hacer un poco más de énfasis en esta musculatura, puedes realizar cuatro o cinco ejercicios dentro de una rutina global, o una sesión específica máximo tres días a la semana.

Rutina básica para mejorar la salud de tu core

Plancha isométrica bilateral

Con ambos codos, antebrazos y manos apoyados sobre una colchoneta y las puntas de los pies del mismo modo, mantener una posición de piernas, tronco y cabeza en línea, activando de forma voluntaria el abdomen e intentando no rectificar las curvaturas fisiológicas de la espalda. Es importante pensar en empujar con antebrazos y pies el suelo para favorecer la postura y parar en el momento en el que perdamos la posición o se inicien dolores lumbares.

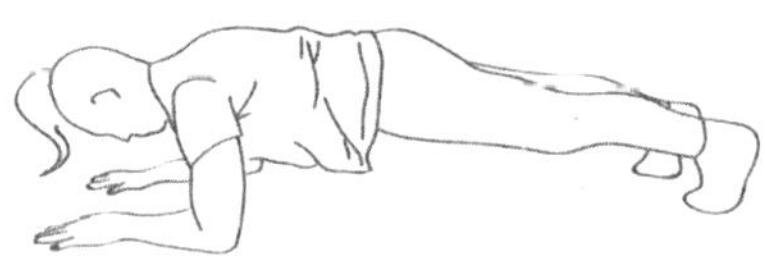

Plancha isométrica lateral

Mantener una posición de 45 grados entre la línea que trazarán nuestra cabeza, tronco y piernas con el suelo, manteniendo un apoyo en un antebrazo y pie y tratando de separar la cadera del suelo. La otra mano se situará en cruz.

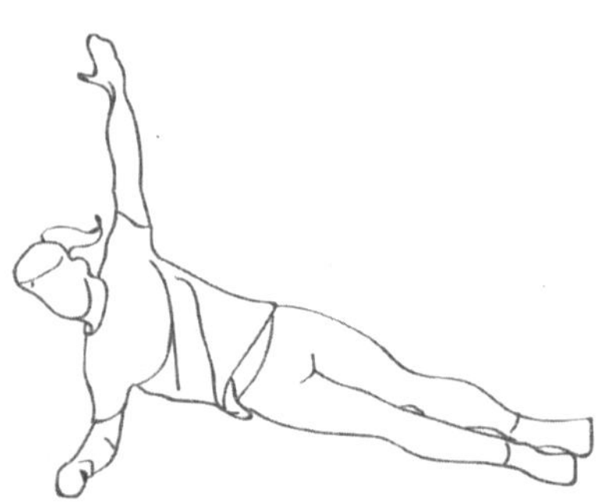

Puente de glúteo

Bocarriba (de cúbito supino) y manteniendo espalda y plantas de los pies (con rodillas flexionadas) en contacto con el suelo elevaremos el glúteo generando un empuje de los pies hacia el suelo y sintiendo la activación de isquios, glúteo y lumbar.

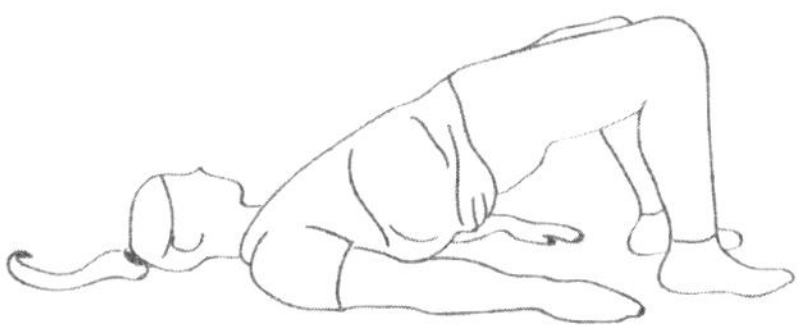

Superman isométrico y dinámico

Nos colocaremos bocabajo (de cúbito prono) y apoyando el tronco separaremos brazo y pierna contralateral (ambos extendidos) y volveremos a la posición inicial para realizar el mismo movimiento con el otro brazo y pierna contrario. Podemos mantener esa posición durante unos segundos (isométricos) o realizar el movimiento de forma dinámica.

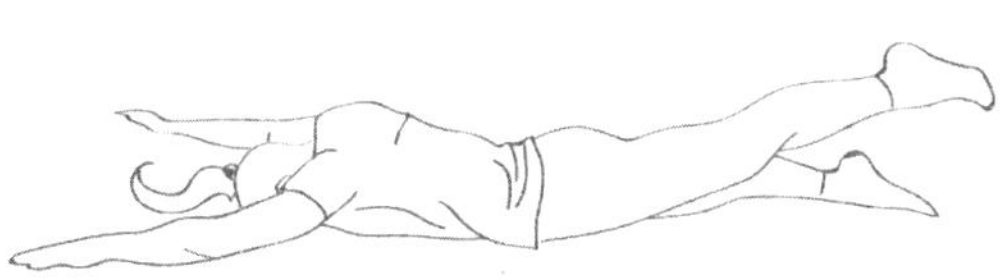

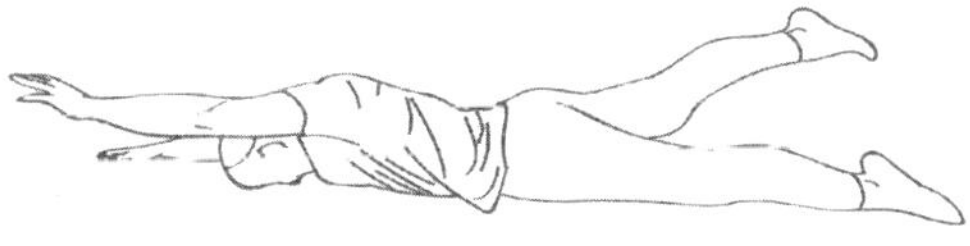

Plancha lateral con abducción de cadera

Nos colocaremos a plancha lateral, pero si tenemos suficiente fuerza mantendremos la pierna que no se apoya en el suelo en el aire (separándola de la de apoyo).

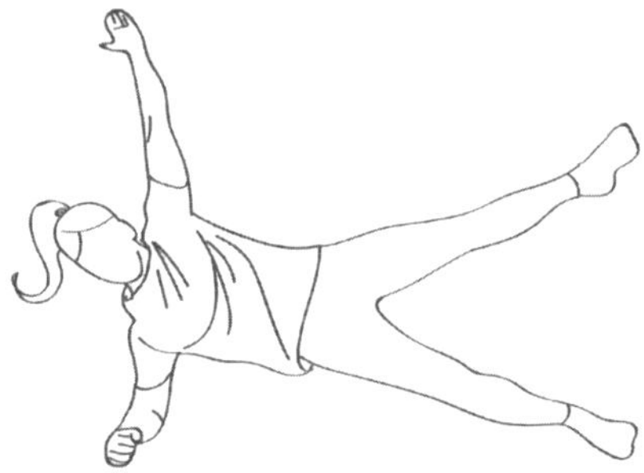

Plancha isométrica invertida

En posición de cúbito supino y apoyando plantas de los pies y manos completas (con extensión de codos y flexión de rodillas) elevaremos el tronco (con una gran activación de la cadena posterior) hasta mantener una línea recta entre cabeza, tronco, cadera y rodillas.

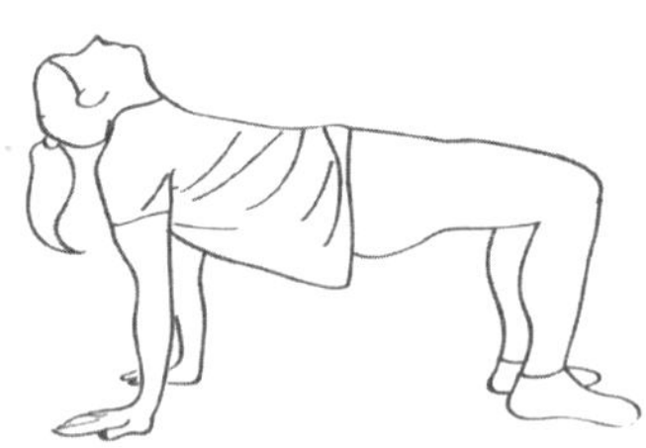

Puedes realizar en los ejercicios isométricos 1 minuto (30 segundos por lado en los laterales), y entre 15-20 repeticiones de los ejercicios dinámicos. Tres-cuatro series en total.

Rutina avanzada para mejorar tu rendimiento

Plancha isométrica + Superman

Desde una posición de plancha con apoyo en manos elevaremos pierna y brazo contralateral y después de mantener la postura (con equilibrio a través de la activación de core) durante unos 5 segundos, cambiaremos los miembros.

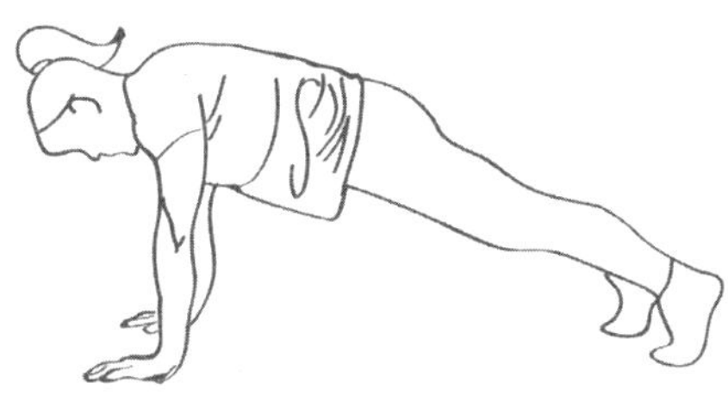

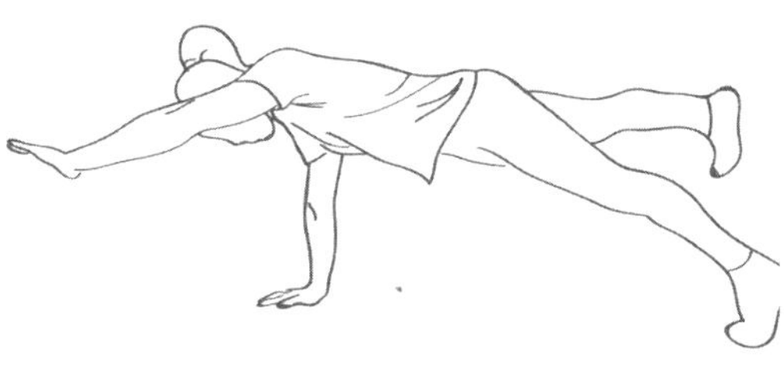

Plancha dinámica (balanceo anteroposterior)

En posición de plancha con apoyo en codos, realizaremos un movimiento hacia delante y hacia atrás utilizando como pivotes las puntas de los pies.

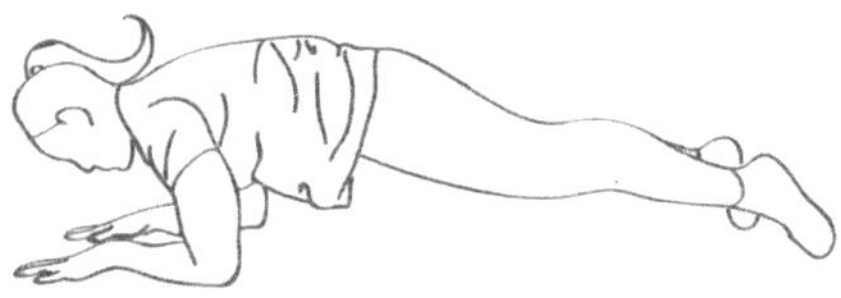

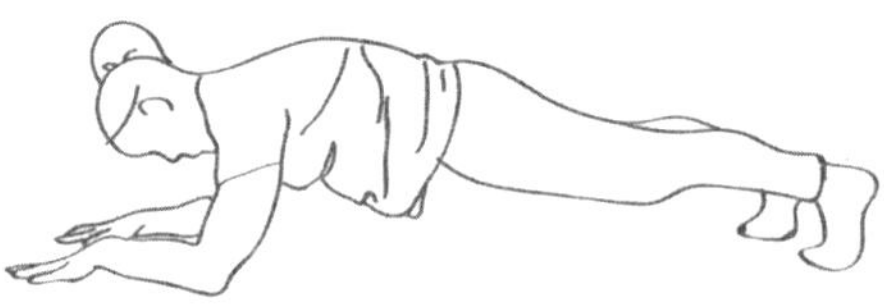

Plancha isométrica en suspensión

Plancha con apoyo sobre manos y puntas de los pies.

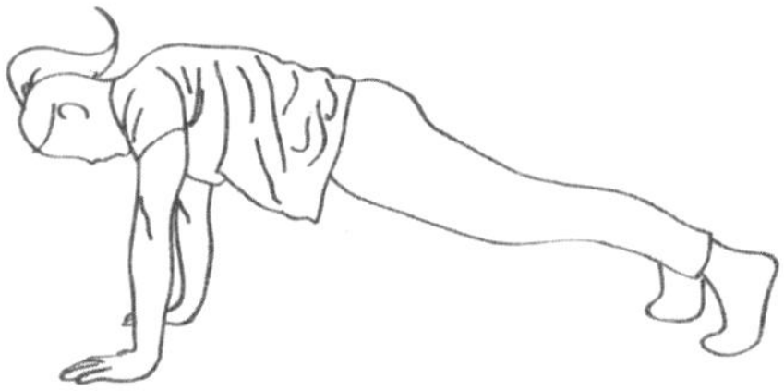

Campanas en suspensión

Partiendo de la posición anterior, elevaremos la cadera estirando la espalda al máximo posible y volveremos a la posición inicial con control del ritmo y la postura

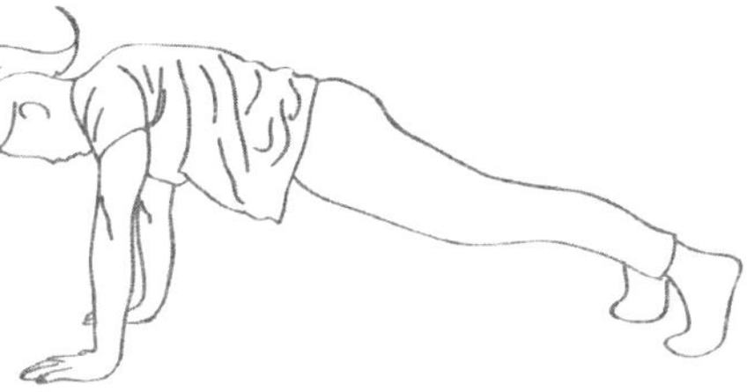

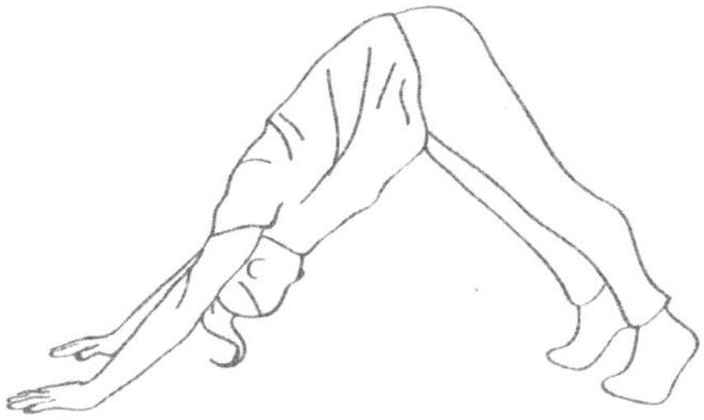

Plancha lateral + rotación

Partiendo de una plancha lateral (de cúbito lateral con apoyo en un codo y una pierna y la cadera en suspensión), rotaremos el cuerpo hasta introducir la mano no apoyada entre el tronco y el suelo y volveremos a la posición inicial.

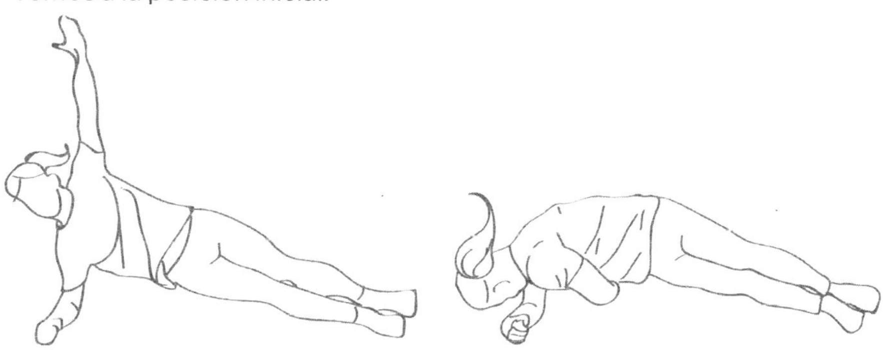

Rueda abdominal

Con la rueda de abdomen realizaremos rolidos hacia delante y atrás manteniendo el apoyo sobre las rodillas y siempre hasta una amplitud que no supongo conflicto ni dolor en la zona lumbar.

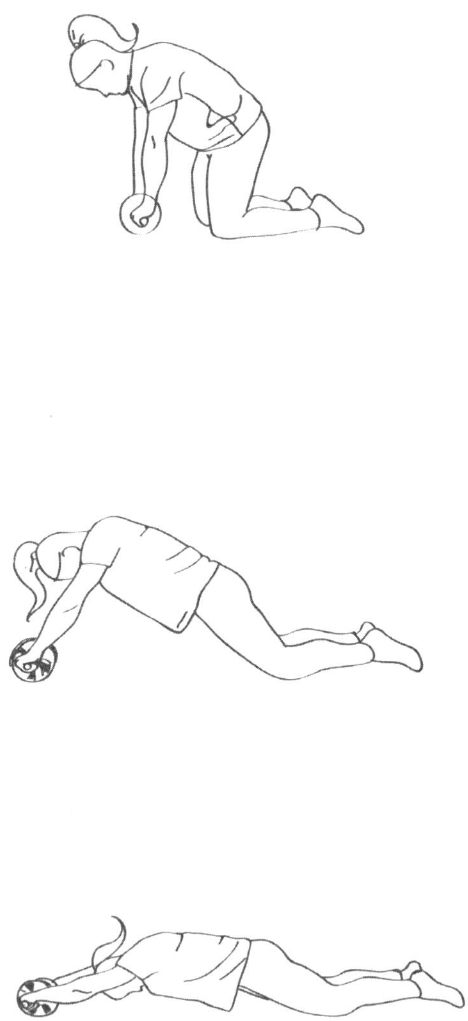

Levantamiento de piernas colgada en barra o anillas

En bipedestación agarramos la barra o anillas con las manos y quedándonos en suspensión elevaremos rodillas hasta tocar pecho (si es posible) y volvemos a la posición inicial.

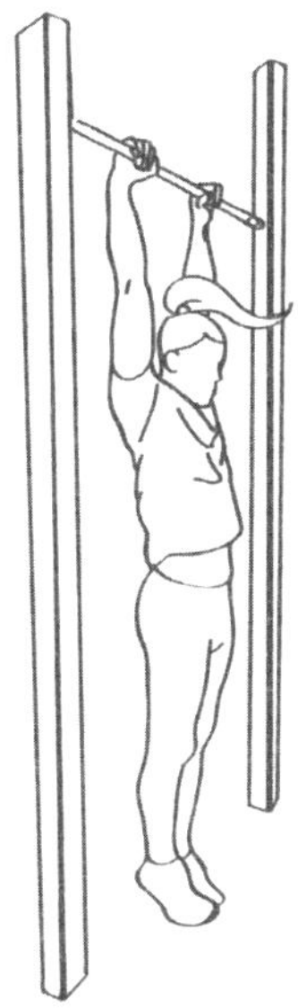

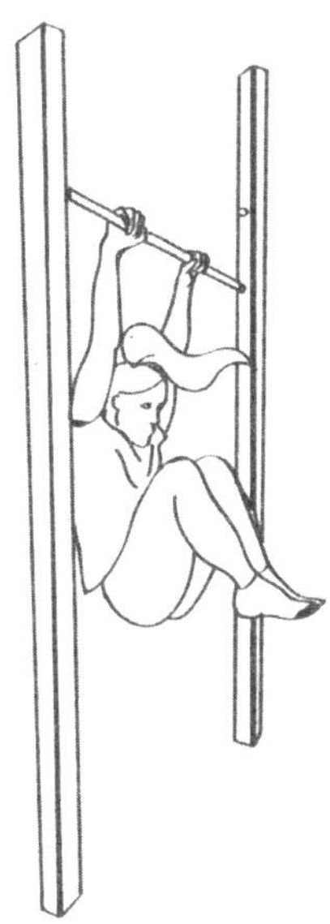

Plancha en *fitball* quitando apoyos alternos

Apoyando manos sobre el suelo y pies sobre el *fitball* y manteniendo la posición de plancha con buena activación de core, vamos quitando el apoyo alternativamente de las manos para aumentar la dificultad.

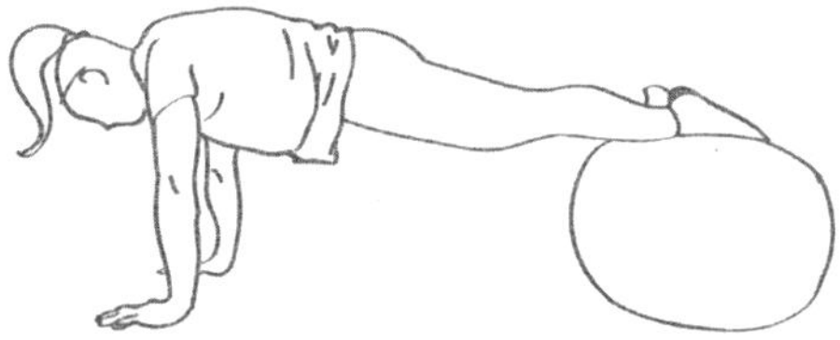

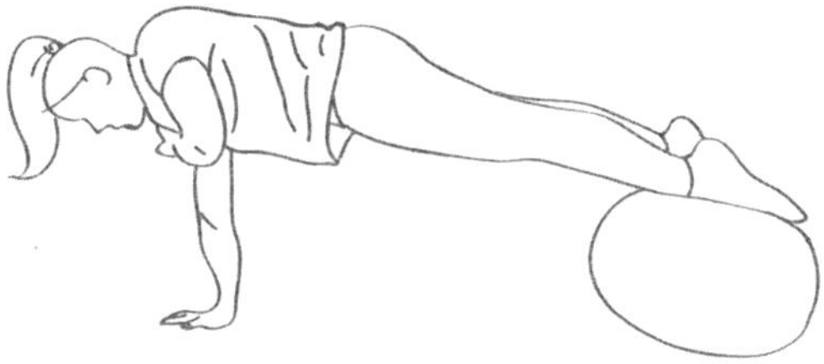

Plancha en *fitball* + patada de crol

Partiendo de la posición del ejercicio anterior realizaremos patadas de crol (como si estuviéramos dentro de una piscina) sin caernos del *fitball* .

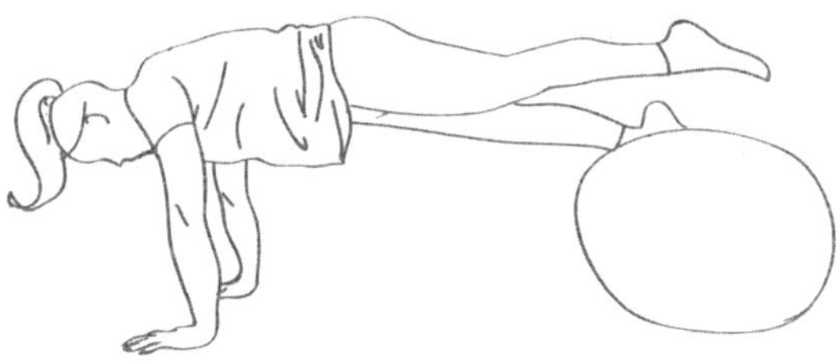

Plancha en suspensión + rotación a ambos lados

Partiendo de la posición de plancha en suelo, con apoyo en manos rotaremos el cuerpo hasta quitar el apoyo de una mano sin mover los pies y volveremos a la posición inicial antes de rotar hacia sellado contrario.

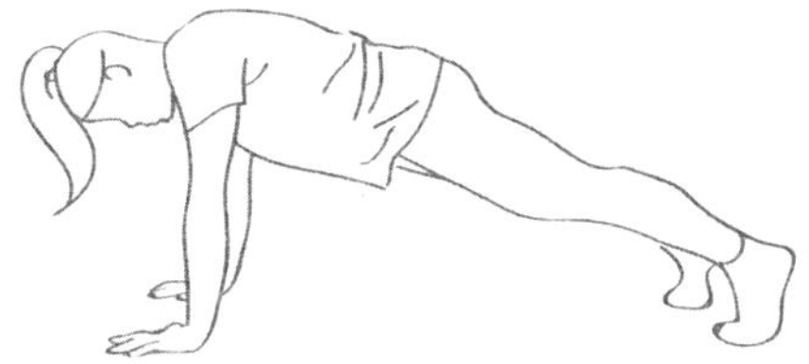

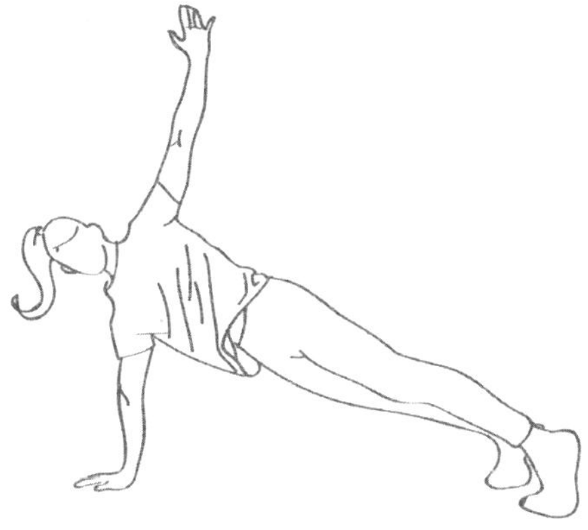

Puedes efectuar una serie de esta rutina al finalizar tu entrenamiento normal o tres-cuatro series dos veces a la semana como entrenamiento específico.

Rutina global para marcar abdominales

En esta rutina llevaremos a cabo ejercicios globales que impliquen activación abdominal, y a la vez nos ayuden a quemar grasa, con ejercicios más específicos de abdomen:

Burpees

Quizás sea el ejercicio más odiado por todos, por su gran implicación cardiovascular y activación de toda la musculatura. Tiene mil variantes, pero la básica consiste en:

1. La posición de partida es de cuclillas, apoyado sobre las puntas de los pies y con las manos en el suelo.

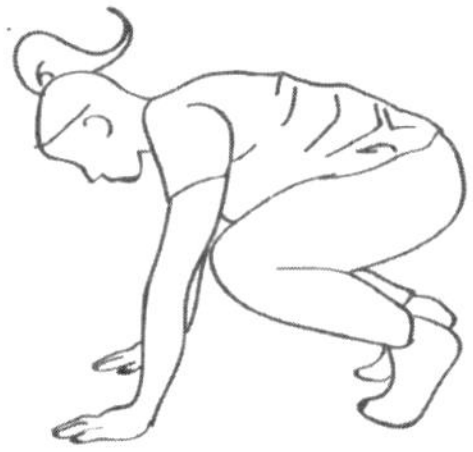

2. Salta con las piernas hacia atrás, sin despegar las manos del suelo, para que cuando aterricen te quedes con las piernas estiradas y apoyado sobre los brazos, también estirados. Haz una flexión completa, manteniendo el cuerpo recto y llevando el pecho a pocos centímetros del suelo. Si no puedes hacer una flexión normal, hazla apoyado sobre las rodillas.

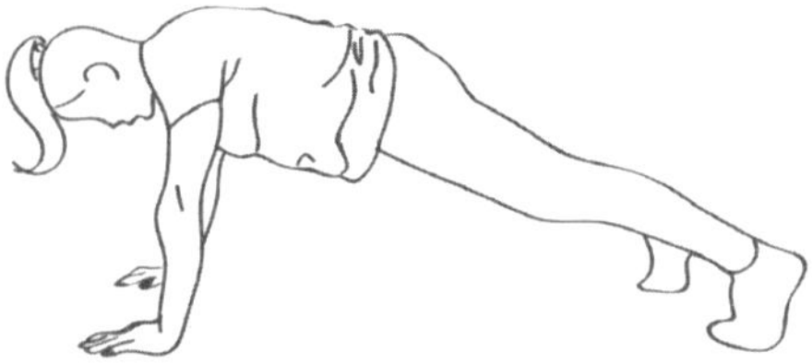

3. Manteniendo los brazos estirados, salta con las piernas hacia delante para volver a la posición inicial.

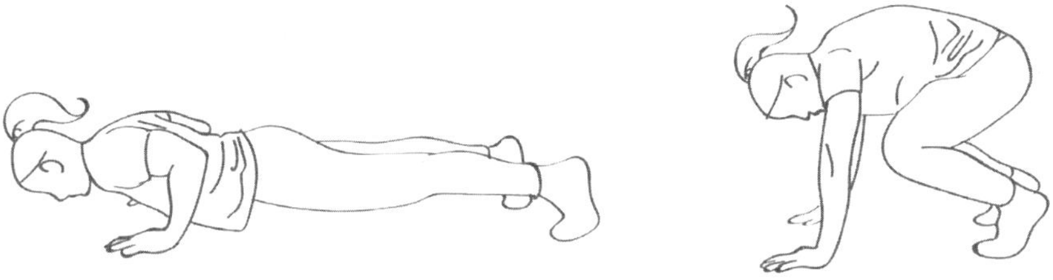

4. Desde esta posición salta lo más alto que puedas, y al caer dobla las rodillas para regresar a la posición de partida.

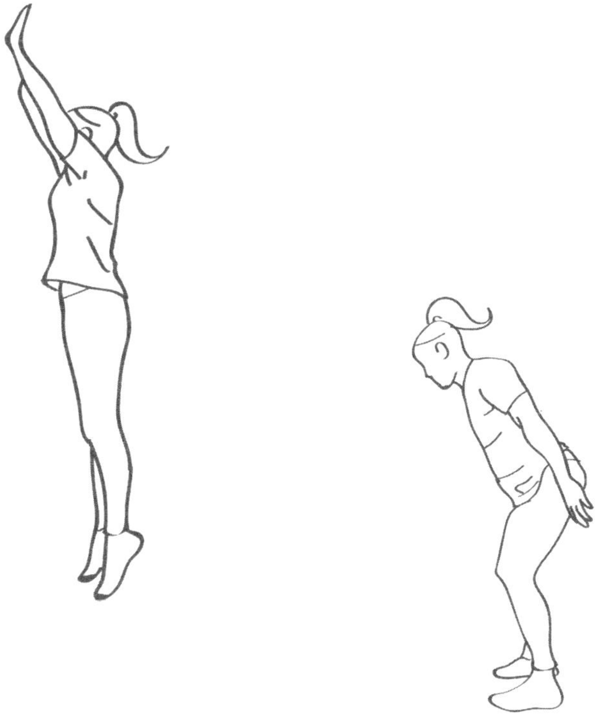

Swing con kettlebell

Este ejercicio parte con la *kettlebell* en el suelo y acaba de la misma manera. Las piernas estarán a la anchura de los hombros, que es más ancha que las caderas. Se comienza con las manos en la *kettlebell,* que está más adelantada, las piernas flexionadas, pecho erguido y espalda recta. Desde aquí se arrastra la *kettlebell* para dentro, a la cara interna de nuestras piernas y aprovechamos el balanceo para elevar la pesa por encima de los hombros dibujando una trayectoria ovalar (como si de un péndulo se tratara).

Los antebrazos chocan con las ingles y en este instante las caderas deben estar hacia atrás y el torso al frente. Se extienden las piernas y las caderas para impulsar la *kettlebell* arriba. Cuando la pesa está arriba, deben estar alineados los hombros, las caderas y las rodillas. Y desde aquí se deja que el balanceo natural vuelva a llevar la pesa hacia la cara interna de las piernas. Para finalizar el movimiento, se trae la pesa a las piernas y de ahí al suelo.

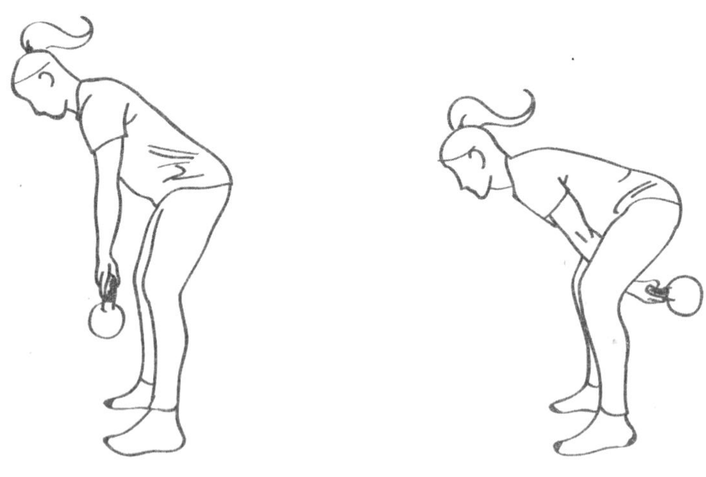

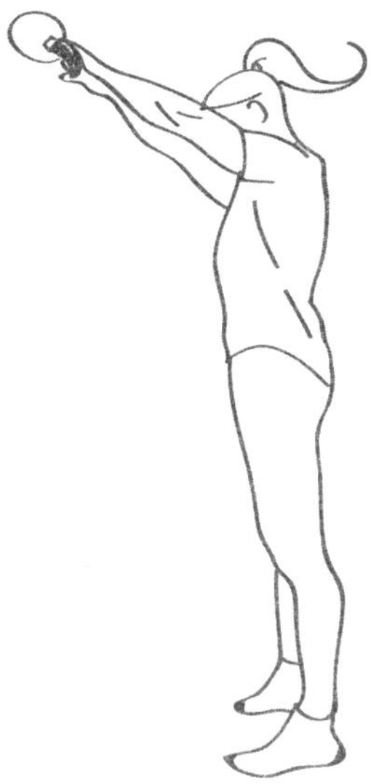

Plancha isométrica lateral

Mantener una posición de 45 grados entre la línea que trazaran nuestra cabeza, tronco y piernas con el suelo, manteniendo un apoyo en un antebrazo y pie y tratando de separar la cadera del suelo. La otra mano se situará en cruz.

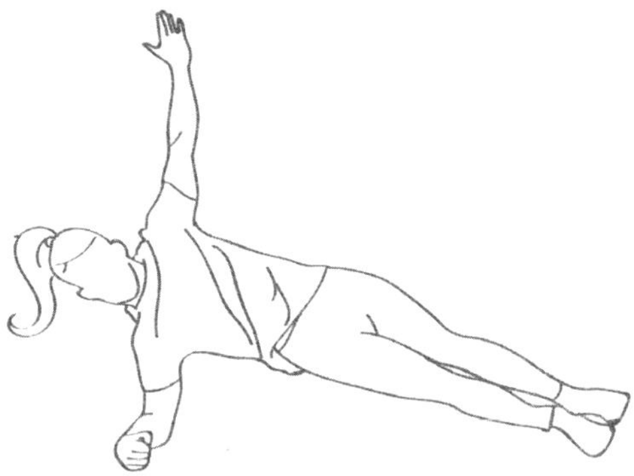

Dominadas

Su ejecución consiste en levantar el cuerpo mientras este depende de una barra de dominadas; el agarre de la barra puede ser supinado (o sea, que las palmas de las manos miren hacia uno) o pronado (con las palmas hacia el exterior), o incluso mixto o simple (es decir, con una sola mano). Partiendo de la posición de reposo en la que los brazos se encuentran totalmente estirados, se eleva el cuerpo mediante la flexión de los brazos, hasta que la barbilla sobrepase a la barra de la cual se pende, sin elevar las piernas durante el proceso (dominadas estrictas).

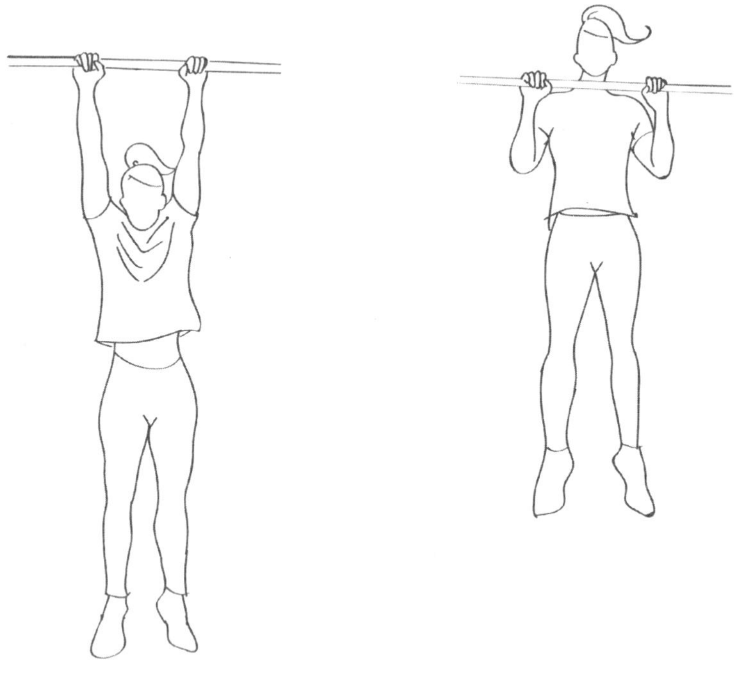

Campanas

Partiendo de la posición anterior, elevaremos la cadera estirando la espalda al máximo posible y volveremos a la posición inicial con control del ritmo y la postura.

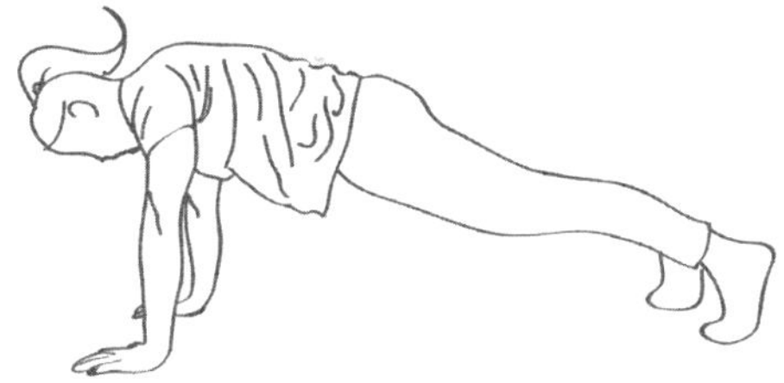

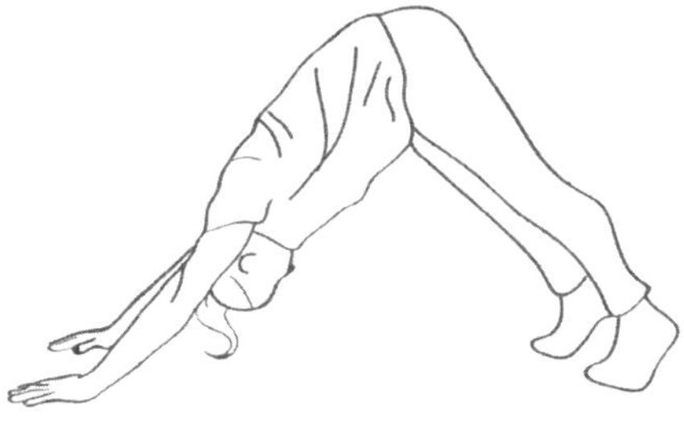

Mountain climbers

Partiendo de una posición de plancha sobre manos empezaremos a «correr» en posición horizontal, es decir, a aproximar rodillas al pecho alternativamente.

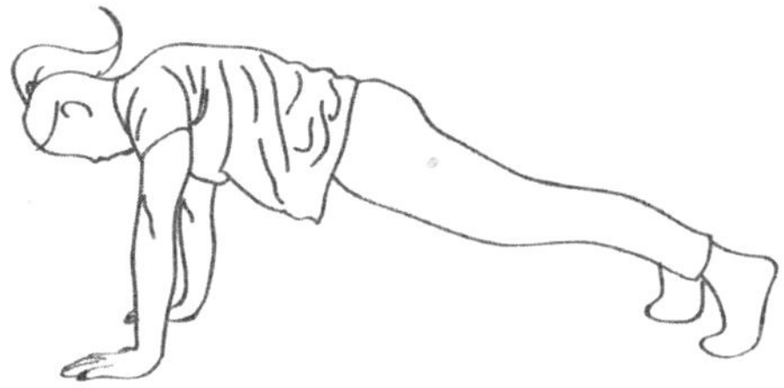

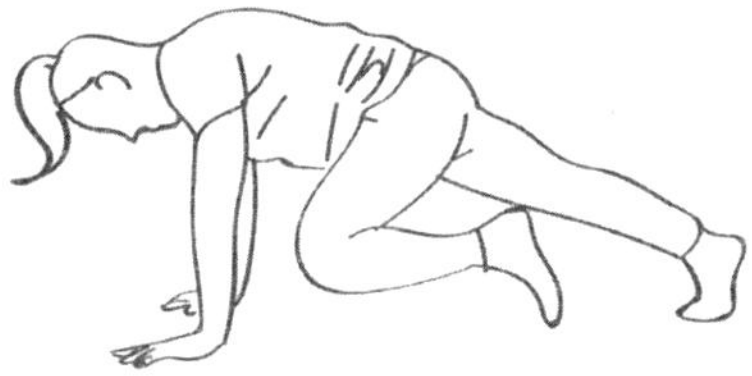

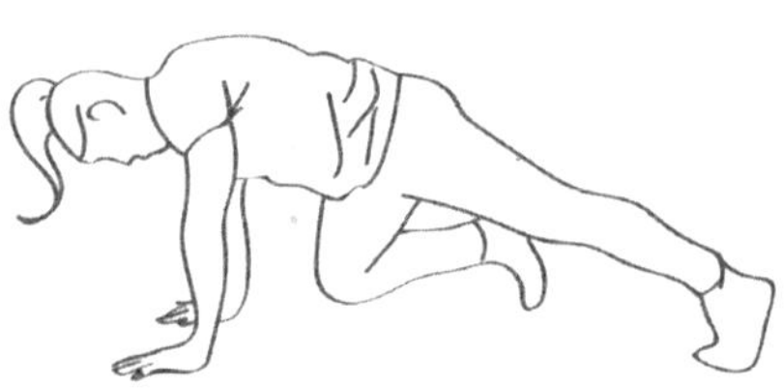

Press de hombro con *kettlebell* unilateral

En bipedestación cogeremos una pesa rusa con un brazo (después con el otro) y haremos una extensión de codo con elevación de la pesa hacia el techo y vuelta a la posición inicial.

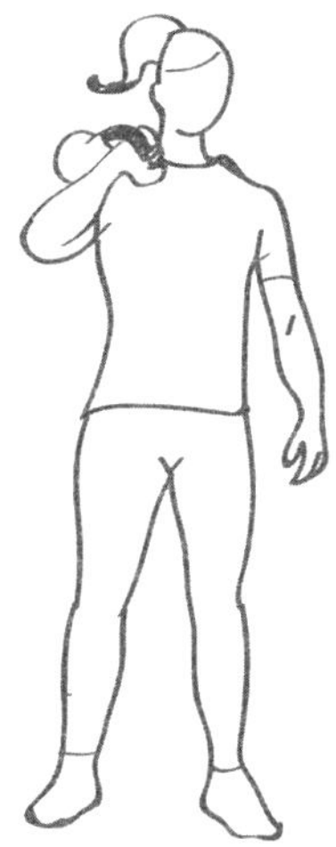

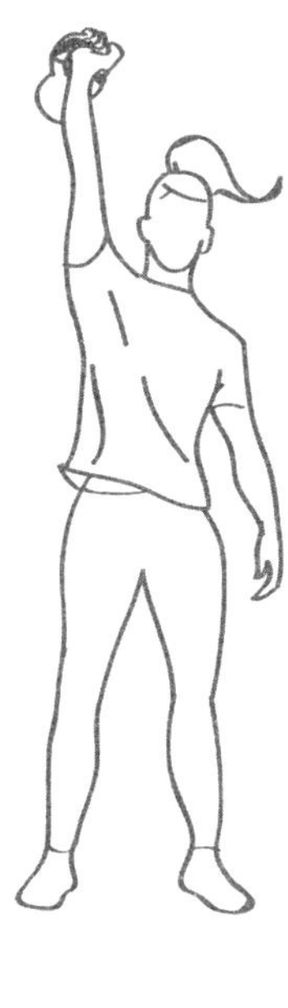

Plancha lateral dinámica

Partiendo de una plancha lateral elevaremos y descenderemos de forma dinámica la cadera para aumentar la activación de oblicuos.

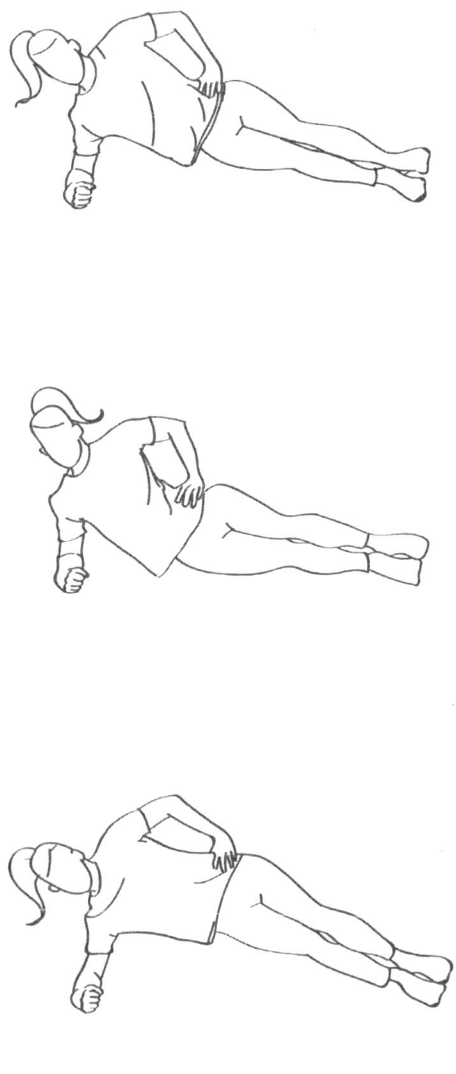

Rueda abdominal

Con la rueda de abdomen realizaremos rolidos hacia delante y atrás manteniendo el apoyo sobre las rodillas y siempre hasta una amplitud que no suponga conflicto ni dolor en la zona lumbar.

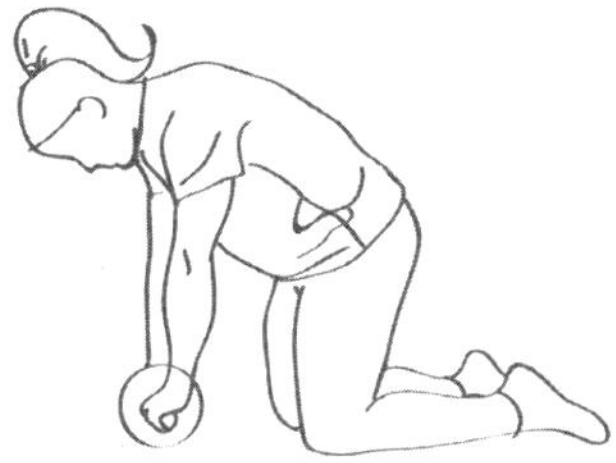

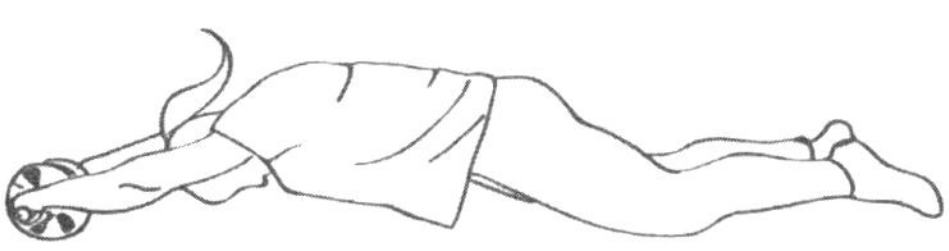

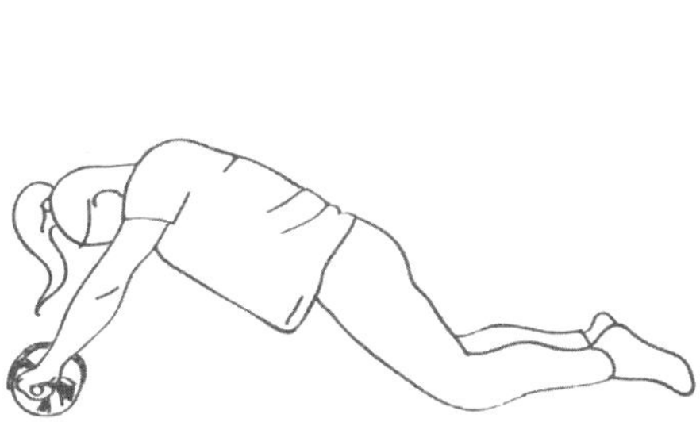

Una forma fácil de establecer una rutina para todos los niveles es hacerlo con intervalos de ejercicio-descanso, ya que podemos aumentar o disminuir los tiempos en función de nuestro nivel. Así, si eres principiante, empieza con 30 segundos de trabajo-30 segundos de descanso. El siguiente nivel sería 40 segundos-20 segundos. El tercero, 50 segundos-10 segundos, y por último 1 minuto-30 segundos.

Repite varias veces el circuito hasta completar una sesión de 45-60 minutos.

Si hay algún ejercicio que no te supone gran esfuerzo, progresa en dificultad añadiendo desequilibrio, como podría ser un *fitball* o TRX®.

¿Todo más claro para conseguir salud y definición de nuestra «tripita»?

CAPÍTULO 7

Glúteo fuerte, salud y estética a partes iguales

Para este y el próximo capítulo conté con la opinión de experta de una de las fisioterapeutas y entrenadoras con más experiencia de mi equipo: Cristina Suárez, cuyo recorrido como profesional y deportista me ayudó a transmitiros (sin pasarnos con la parte técnica) la importancia de la funcionalidad de algunas zonas en las que en muchas ocasiones focalizamos con un objetivo meramente estético.

ALGUNAS CUESTIONES PREVIAS

Las obsesiones con respecto a nuestro aspecto físico, tanto de mujeres como de hombres, giran en torno a varias zonas del cuerpo, pero sin duda, por mi experiencia, la parte más reclamada es la zona glútea. Un trasero elevado y con buenas proporciones es una señal de fertilidad y fuerza. Hasta hace unos años, era una zona solicitada en exclusiva por mujeres, pero en la actualidad esta realidad ha cambiado, y también los hombres se preocupan por tener un trasero esculpido.

Esta obsesión por tener el culo perfecto ya no se limita a la necesidad de adelgazarlo, «empequeñecerlo», como hasta ahora se prefería, sino que cada vez la demanda de tonificarlo, endurecerlo, subirlo e incluso «agrandarlo» es mayor, hasta tal punto que en cirugía estética el número de intervenciones para la implantación de prótesis glúteas tanto en mujeres como en hombres ha crecido de forma exponencial en los últimos años. Pero ¿por qué recurrir a la cirugía de implante cuando podemos trabajar el músculo de la manera adecuada para moldearlo a nuestro gusto? En este capítulo vamos a centrarnos en cómo mejorar la activación de los glúteos, y en cómo potenciarlos para mejorar nuestra postura, salud y físico.

QUÉ MÚSCULOS LO COMPONEN

Los glúteos son los músculos más grandes y potentes del cuerpo. Están conformados por tres músculos que van desde la región del sacro y pelvis (del hueso ilion) hacia la región superior del fémur. Tienen importantes funciones en la vida cotidiana: caminar, mantenerse erguido, agacharse, mover la cadera... pero también ayudan en la estabilidad de la pelvis y de la espalda:

- **Glúteo mayor**. Es el más grande de los tres, como su nombre indica, y cubre la parte posterior de la nalga. En cuanto a su función, es el principal extensor de cadera, es decir, realiza el movimiento de llevar el muslo hacia atrás. También realiza la función de rotación externa de cadera, estabiliza la pelvis (evitando que se incline hacia adelante), lleva a cabo la retroversión pélvica y algunas fibras también realizan abducción o separación de cadera, y otras aducción o aproximación de cadera, aunque estas dos últimas con menor potencia que el resto de movimientos.
- **Glúteo medio**. Cubre la parte lateral de la nalga. Es el principal músculo abductor de la cadera, es decir, que actúa separando el muslo, llevándolo hacia fuera. Tiene un papel fundamental en la estabilización de la pelvis y de todo el miembro inferior, principalmente en apoyo monopodal (pata coja), y su debilidad ocasiona frecuentemente lesiones de rodilla.
- **Glúteo menor**. Se sitúa por debajo del glúteo medio y tiene la misma función, aunque es mucho más pequeño, profundo y menos potente.

SEDENTARISMO, EL MAYOR ENEMIGO DEL GLÚTEO

A lo largo de los años he podido ver mucha gente que, siguiendo el mismo programa de entrenamiento específico para tonificar los glúteos, no obtiene los mismos resultados. Algunos desarrollan el deseado culo perfecto, otros solo terminan quejándose de que les crecen las piernas (casi siempre en la zona del cuádriceps) y algunos incluso se ven aquejados de dolores lumbares.

El problema es sin duda el retraso en la activación o la falta de reclutamiento de esta musculatura, lo que se conoce como «amnesia glútea». Cada vez pasamos más horas sentados, con mala postura, apoyados en un respaldo... ¡Tenemos los glúteos atrofiados! Utilizar constantemente las nalgas como un «cojín» disminuye el riego sanguíneo a la zona y por tanto perjudica la absorción de nutrientes. La compresión continua de las fibras musculares interfiere con una correcta activación.

¿Quién de vosotros no pasa a diario más de 1 hora sentado en el coche, 7 horas sentado en el trabajo, más de 2 mientras come (sumando todas las comidas) y más de 1 en el sofá? ¡Es una locura, y muchos no somos conscientes de ello! Y llevamos haciéndolo desde pequeñitos... Cuando decimos que tenemos el culo caído, deberíamos decir que está aplastado, literalmente.

Aparte de lo que acabamos de describir, hay otro factor importante que influye en la movilidad de la pelvis, y que indirectamente debilita nuestros glúteos. Sentados favorecemos el acortamiento de los músculos flexores de cadera (principalmente psoas ilíaco, aunque también recto anterior del cuádriceps, sartorio y tensor de la fascia lata). Si estos músculos están acortados, impiden una correcta extensión de cadera, movimiento en el que el glúteo mayor alcanza su punto máximo de contracción. Así, se irá debilitando progresivamente al no poder actuar de manera correcta.

Por tanto, aunque nos matemos a hacer sentadillas a diario, si nuestros glúteos están amnésicos, el beneficio que vamos a obtener sobre ellos va a ser mínimo. Es muy frecuente (mayormente en mujeres) que tengamos la sensación de que la pierna crece en mayor proporción al glúteo al entrenar. La razón es siempre la misma: nuestros cuádriceps tienen más facilidad para activarse que nuestros glúteos. El cuerpo es sabio, y cuando un músculo está débil, compensa con otros la fuerza que necesita para moverse, y asimismo es frecuente que a raíz de esto aparezcan dolores o incluso lesiones.

EL GLÚTEO EN LA POSTURA

Como ya hemos comentado, los glúteos tienen muchas funciones, pero la más importante en cuanto a la postura es la de mantenernos erguidos. Los usamos a diario (o deberíamos) para estar de pie, caminar, correr, saltar, agacharnos, levantarnos, subir escalones, coger pesos del suelo...

Una debilidad de esta musculatura provocará desajustes y compensaciones a nivel lumbar y de miembros inferiores.

Nuestro patrón de extensión de cadera estará alterado, lo que supondrá un movimiento incorrecto de la articulación coxofemoral (cadera), así como un movimiento alterado de la pelvis con respecto a la lumbar y viceversa. El acortamiento de la musculatura flexora y la debilidad de la musculatura extensora causan un aumento excesivo de la curva lordótica lumbar (hiperlordosis), y a su vez, una mayor movilidad por parte de las lumbares, las cuales tienen un papel fundamentalmente estabilizador. Si nuestros glúteos están débiles, esto ocasionará, además de una hipermovilidad, una hiperactividad de la musculatura lumbar.

A nivel de miembros inferiores, la incorrecta alineación motivará una mala mecánica de nuestras rodillas y tobillos (rotación externa de la tibia, valgo de rodilla, desalineación del tendón rotuliano; con otras palabras, una inestabilidad en rodilla y tobillo y, por tanto, en el aumento de probabilidad de lesionarnos en estas zonas).

En resumen, podríamos decir que se pueden desencadenar una serie de compensaciones que nos provoquen:

- Dolor lumbar.
- Dolor sacroilíaco.
- Ciática o pseudociática (síndrome del piramidal).
- Dolor en la parte anterior de la cadera o ingle.
- Lesiones en isquiotibiales.
- Dolor femoropatelar, condromalacia, tendinitis rotuliana.
- Lesión del corredor (síndrome de la cintila iliotibial).
- Rotura de ligamento cruzado anterior.
- Tendinitis o incluso rotura del tendón de Aquiles.
- Esguinces de tobillo y/o inestabilidad crónica.

Evidentemente, el grado de lesión o compensación dependerá de los movimientos que realicemos, la frecuencia y la intensidad de los mismos. En definitiva, ¡hazle un favor a tu cuerpo y levántate de la silla con más frecuencia, muévete más!

CÓMO TRABAJARLO

Puede que hayas identificado alguna o varias de las posibles lesiones descritas anteriormente y estés un poco asustado por todo lo que te he contado, pero ¡que no cunda el pánico! Vamos a ver cómo despertar nuestros glúteos, y resolver muchos de estos problemas. Habrá que seguir estos pasos:

- **Movilidad**. Lo primero, habrá que mejorar la movilidad de la cadera y tren inferior.
- **Activación aislada**. Con una buena base mecánica, trabajar la activación aislada de los glúteos.
- **Integración y fuerza. Ejercicios clave**. Integrar la activación en movimientos reales y ejercicios adecuados

con rangos de movimiento correctos. Trabajar la fuerza del glúteo de manera específica para mejorar su tono.

Vamos a ver cada uno de los puntos con más detalle.

Movilidad

Trabajaremos en varios movimientos:

- **Flexión de cadera**. En muchas ocasiones, al agacharnos (como podríamos hacer al hacer una sentadilla mal hecha), flexionamos o extendemos en exceso la columna lumbar, en vez de flexional la cadera. Esto, una vez más, provoca lesiones.
- **Extensión de cadera**. Mejorar la amplitud de este movimiento nos permitirá tener unos glúteos más fuertes, como ya hemos visto.
- **Flexión de tobillo**. No incide directamente en la activación del glúteo, pero sí nos va a permitir realizar de manera adecuada determinados ejercicios.

La movilidad la podemos empezar trabajando desde la liberación miofascial con el *foam roller* en la musculatura aductora (parte interna del muslo), isquiotibiales (parte posterior del muslo), musculatura glútea (pasar el *foam* por una nalga primero y después la otra), y en musculatura cuadricipital (parte anterior del muslo).

Después de esto pasamos a los ejercicios de movilidad articular en los que implicaremos las tres grandes articulaciones del miembro inferior: cadera, rodilla y tobillo.

- Nos colocamos con las piernas abiertas en rotación externa de cadera (las puntas de los pies hacia afuera), y realizamos una sentadilla profunda hasta que lleguemos a una posición de cuclillas manteniendo la espalda recta, el pecho elevado y la mirada al frente. Apoyamos nuestros codos en la cara interna de las rodillas y nos balanceamos sobre una pierna y la otra, sin levantar en ningún momento los talones del suelo.

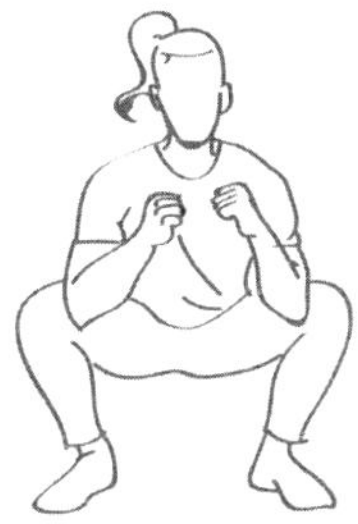

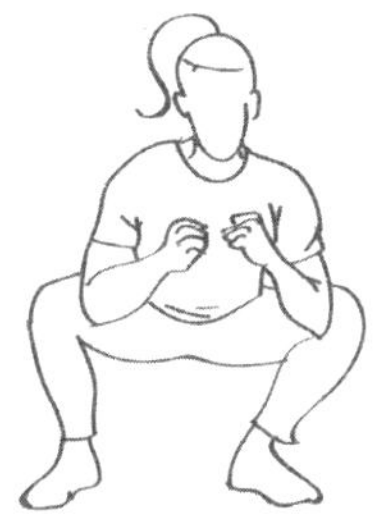

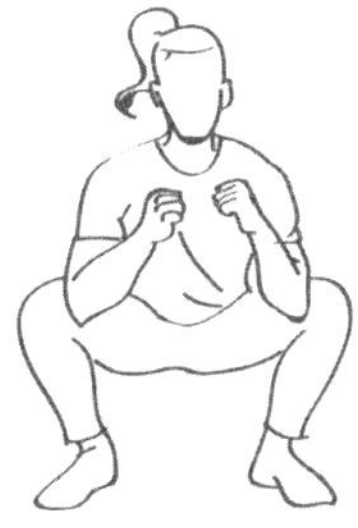

- Nos colocamos con una rodilla apoyada en el suelo, y la otra pierna por delante con el pie apoyado en el suelo (90 grados de flexión de cadera, rodilla y tobillo). Nos balanceamos de adelante atrás con las manos en las caderas. Pasaremos de sentarnos encima de la pierna que está en contacto con el suelo a levantarnos y pasar el peso a la otra pierna, llevando la pelvis hacia delante incidiendo en una extensión de cadera y una flexión de tobillo (importante que el talón no se separe del suelo)

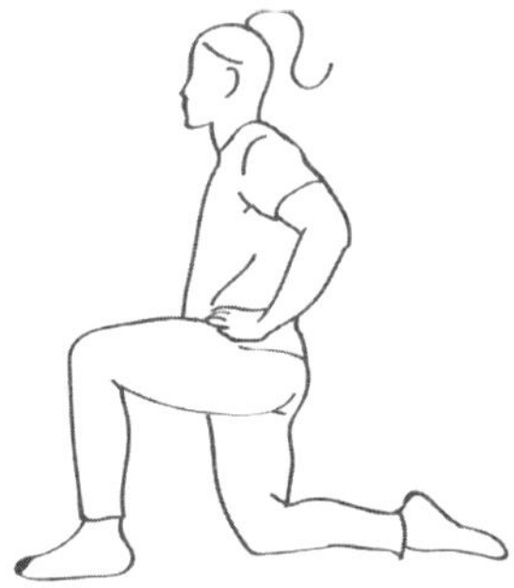

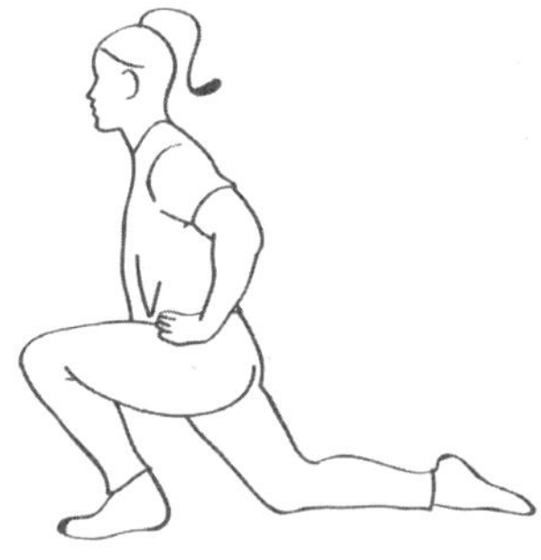

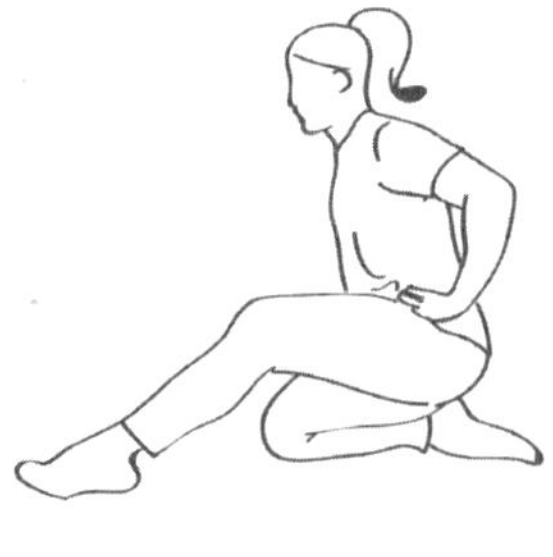

Es recomendable que si sufres alguna lesión o piensas que puedes tener alguna restricción de movimiento en estos puntos, le dediques unos 10-15 minutos al día.

Activación aislada

Vamos a intentar aislar la musculatura con tres ejercicios básicos y sencillos para que puedas realizarlos en cualquier sitio y sin dificultad. Es importante concentrarnos en activar los glúteos, la conexión mente-músculo genera resultados mucho mayores que el movimiento por sí solo.

Rotación externa de cadera tumbada de lado

Tumbada de lado con el brazo inferior haciendo de almohada para tu cabeza, nos colocamos en posición fetal, con la espalda completamente recta, caderas, rodillas y tobillos en flexión de 90 grados. Desde esa posición realizaremos una rotación externa, levantando la pierna superior (separando ambas rodillas), pero manteniendo como punto fijo en la rotación los talones, es decir, estos no se deben despegar el uno del otro. En este ejercicio no buscamos un rango de movimiento muy amplio, sino la rotación externa de cadera sin que entre en juego la rotación lumbar. Para ello debemos dejar muy fijo el tronco y separar la rodilla de la otra activando el glúteo. Podemos añadir una banda elástica rodeando nuestras piernas para mayor dificultad.

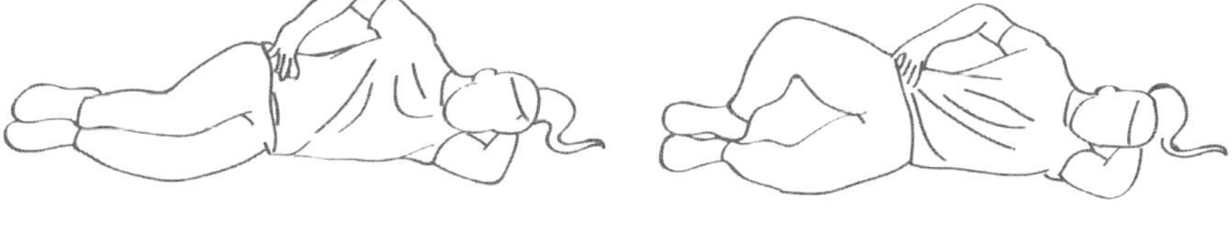

Puente de glúteo con banda elástica

Colocamos una banda elástica rodeando ambas piernas ligeramente por encima de las rodillas, nos tumbamos bocarriba y apretamos fuerte los glúteos para generar una retroversión pélvica. Mantenemos las plantas de los pies apoyadas en el suelo, y estos separados a la altura de las caderas. Tenemos que ejercer una separación de ambas rodillas tensando la goma, de manera que sea efectiva (si la goma es muy laxa o amplia, no nos ofrecerá la resistencia adecuada). Después levantaremos la pelvis del suelo, extendiendo la cadera al máximo (cuidado con compensar con extensión lumbar excesiva).

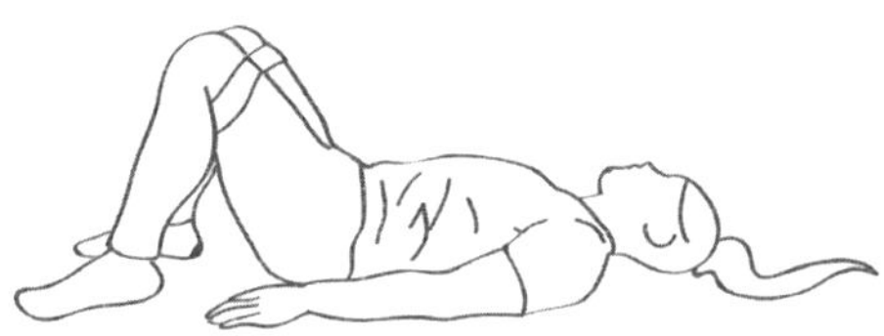

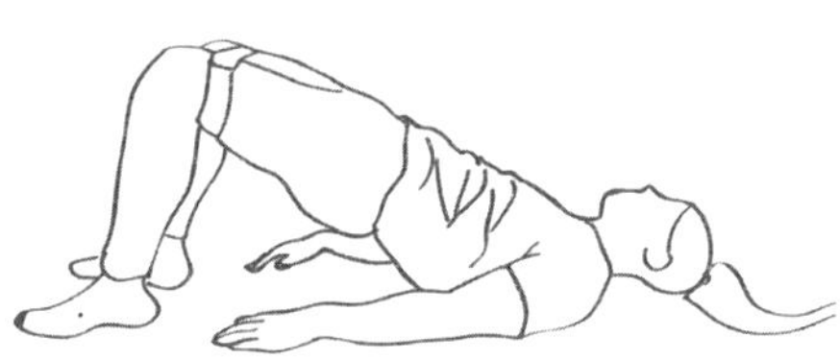

Paseo del oso

Colocamos una goma rodeando nuestras piernas ligeramente por encima de las rodillas. Mantendremos una posición de semisentadilla, con rotación interna de cadera (nuestras puntas de los pies se miran entre sí, y nuestros talones miran hacia afuera). Manteniendo la semisentadilla y la dirección de nuestros pies, haremos pequeños pasos laterales avanzando o manteniéndonos en el sitio.

Los tres ejercicios se pueden trabajar de manera isométrica, manteniendo seis veces por 10 segundos la posición y de manera dinámica, realizando cuatro series por 10-15-20 repeticiones. Lo ideal sería dedicar una o dos sesiones a la semana para trabajar de manera específica, realizando ambas contracciones, lo que nos permitirá estimular las fibras musculares de varias formas y conseguir una mayor activación de nuestros glúteos.

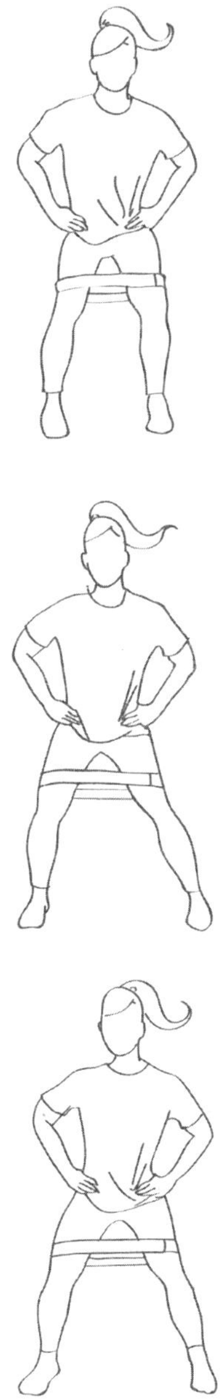

Integración y fuerza. Ejercicios clave

Como hemos visto, existen numerosos ejercicios que implican una activación del glúteo, puesto que interviene en multitud de movimientos que realizamos a diario. Pero si queremos maximizar nuestros resultados, debemos priorizar una serie de movimientos efectivos frente a otros que no lo son tanto. Seguramente hayas realizado en el gimnasio millones de patadas de glúteo en cuadrupedia, con multitud de variantes, e incluso ejercicios en máquinas diseñadas exclusivamente para el glúteo. Y puede que no hayas obtenido grandes beneficios, puesto que son poco funcionales y no maximizan la activación de la musculatura.

Mi recomendación es empezar a fortalecer en conciencia con el cuerpo y con nuestro propio peso:

Extensiones de cadera (con apoyo bipodal y posteriormente monopodal. Lo mismo pero con pies elevados)

Con tu propio peso y sin ninguna carga externa, colócate tumbado boca arriba con las rodillas flexionadas en 90 grados. Presiona fuerte las plantas del pie contra el suelo, activa tus piernas y eleva la cadera todo lo que puedas. Baja lentamente.

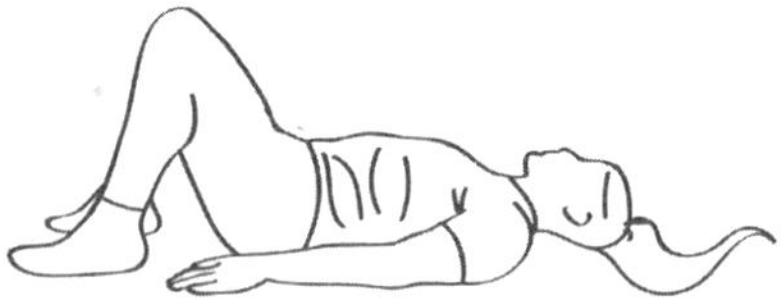

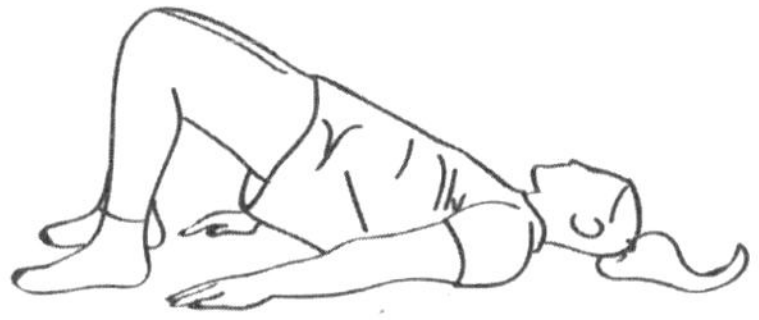

La siguiente opción se realiza de la misma manera pero quitando un apoyo, es decir, manteniendo uno de los pies en el suelo y elevando la pierna contraria, recta y hacia delante, para después hacer lo mismo con el lado contrario.

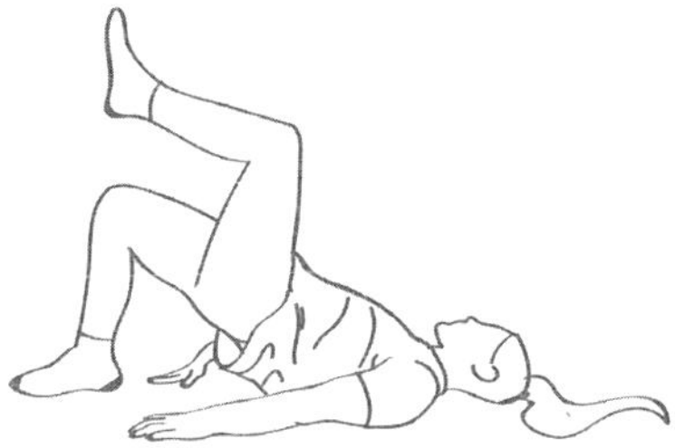

La última opción sería este último ejercicio, pero teniendo el pie que apoya en altura en lugar de en el suelo, pudiendo usar un banco, un *step*...

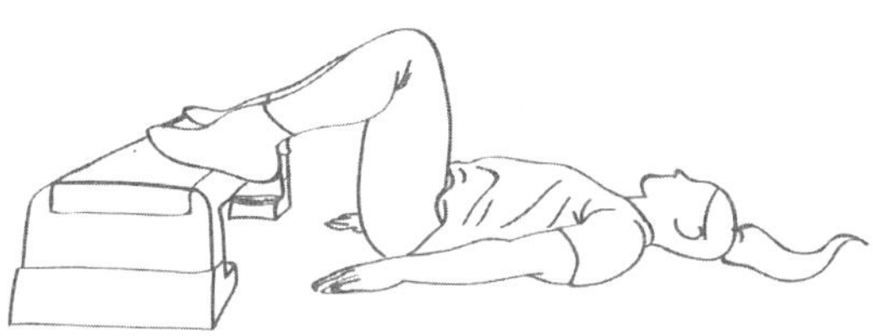

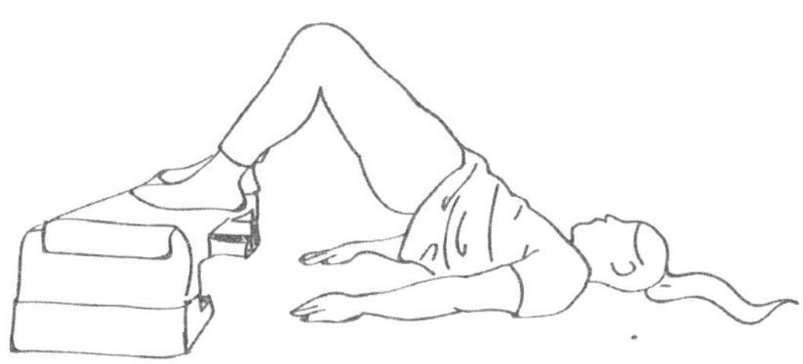

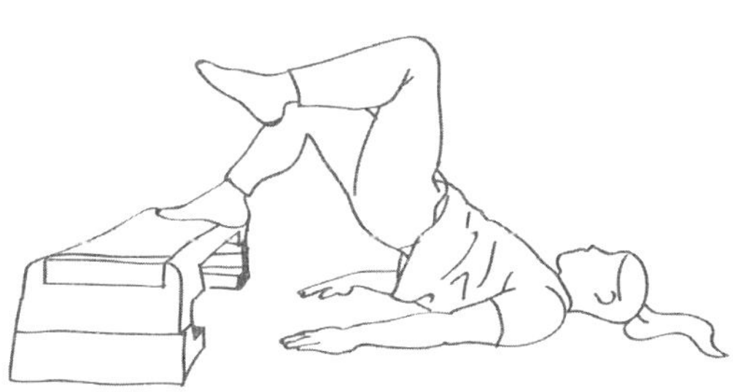

Sentadilla sumo profunda

Al llevar las caderas a rotación externa favorecemos la activación máxima del glúteo, por lo que será más efectiva que una sentadilla clásica. Es importante llegar al máximo recorrido articular bajando bien la cadera (máxima flexión), puesto que esto favorecerá asimismo la implicación de la musculatura.

Separando tus pies el doble de la anchura de tus hombros y con tus pies abiertos formando un ángulo de 45 grados, deja que tu cuerpo caiga recto sobre las plantas de los pies, hasta que tus piernas queden paralelas al suelo. Da un impulso apretando los glúteos para regresar a la posición inicial.

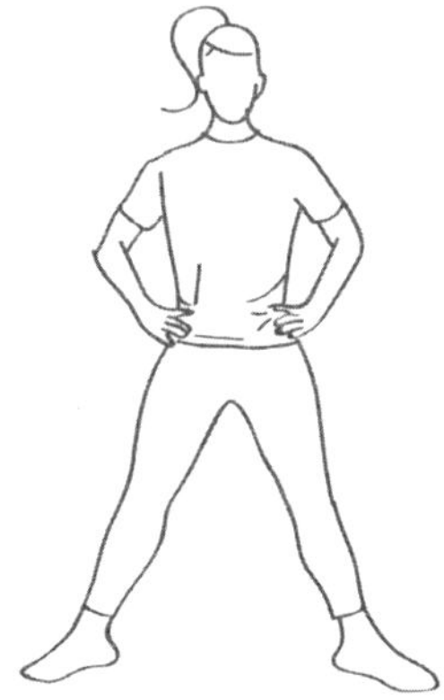

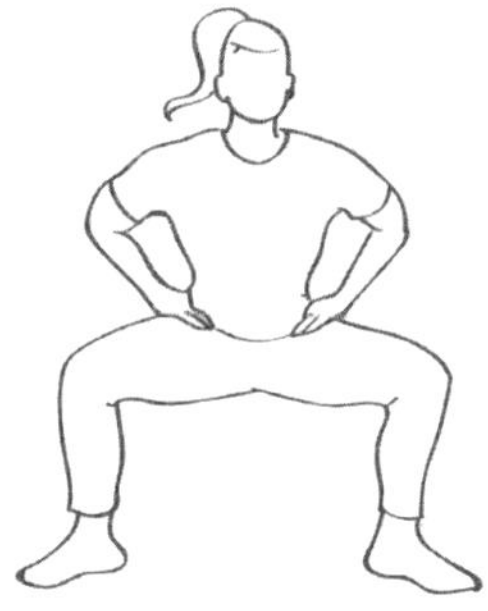

Sentadilla búlgara

Es un ejercicio de trabajo unilateral. Para realizarla correctamente, colocamos el pie delantero en el suelo y el otro en altura sobre un cajón, un banco, una silla... Manteniendo la espalda y el tronco rectos, activamos el abdomen y bajamos con mucho control, con la rodilla flexionada en 90 grados casi rozando el suelo, y subimos haciendo fuerza con nuestros pies hacia el suelo, trabajando constantemente la fuerza en nuestras piernas.

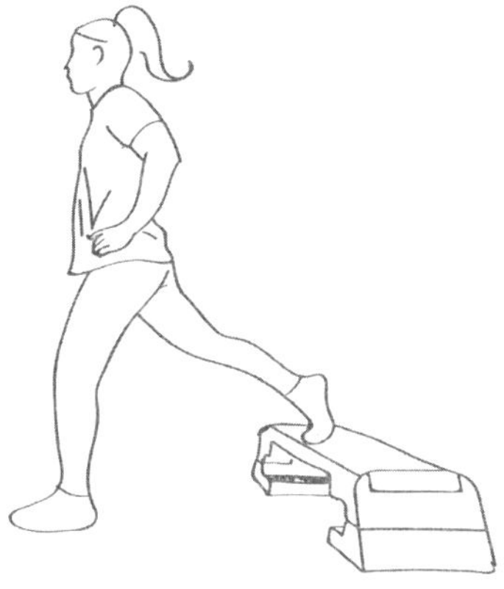

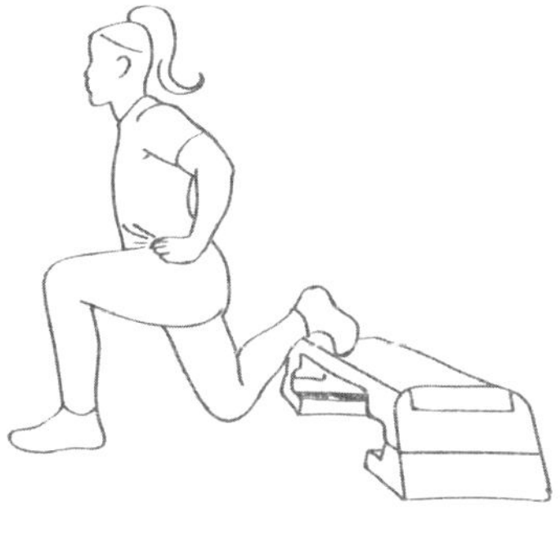

Sentadilla a una pierna

Ejercicio de nivel más avanzado y también llamado sentadilla pistol. Coloca la espalda recta y los brazos estirados hacia delante. Lleva una de tus rodillas hacia delante y hacia arriba. Una vez en esa posición, mueve tu cadera hacia atrás y flexiona la rodilla apoyada. Cuando tu cadera esté a la altura de la rodilla, vuelve al inicio con la espalda recta. Realiza el ejercicio con ambos lados.

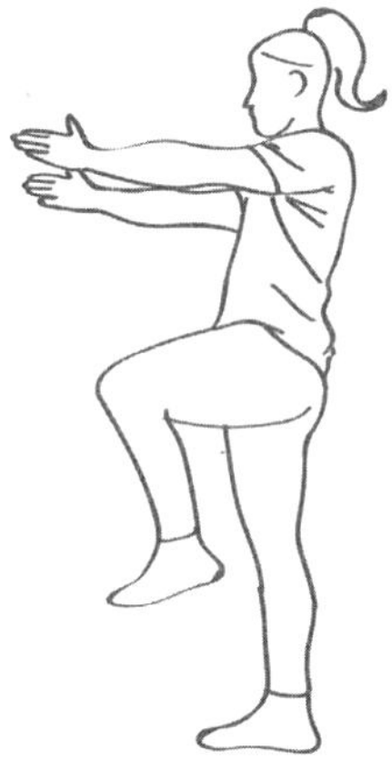

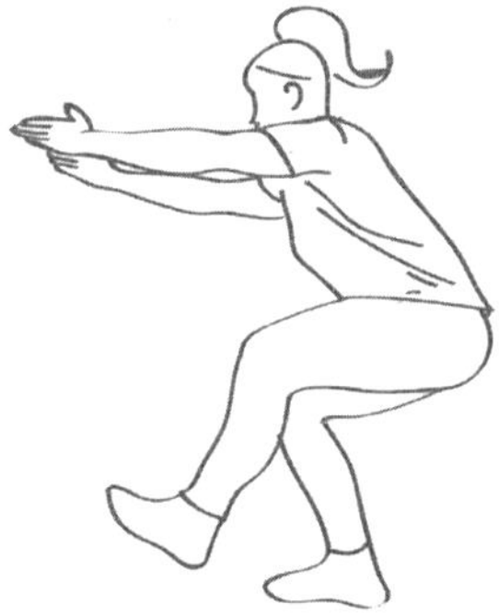

Zancadas

Sitúate de pie, con las piernas colocadas a la anchura de tus hombros. Da un paso hacia delante manteniendo el tronco recto y flexionando la rodilla adelantada hasta formar un ángulo de 90 grados. Haciendo fuerza sobre la pierna retrasada, vuelve a la posición inicial y repite lo mismo con el otro lado.

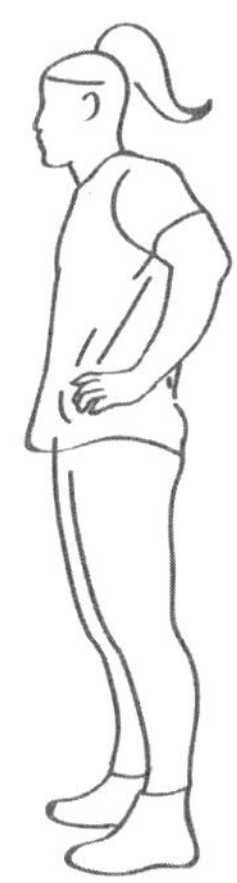

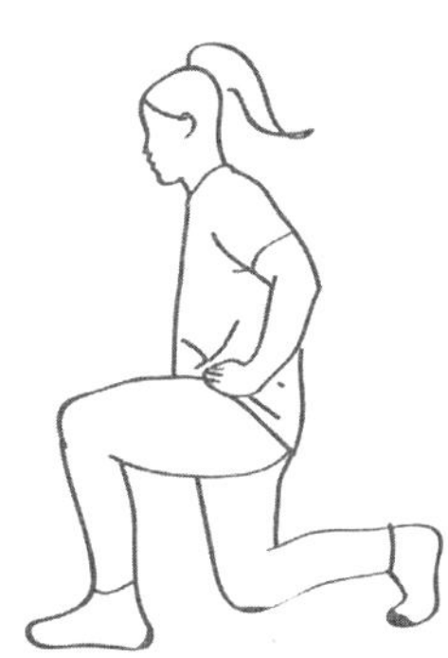

Marcha de glúteos

Colócate tumbado bocarriba en el suelo o puedes hacer también este ejercicio apoyando tu espalda sobre un *fitball*. Eleva tu cadera, mantenla arriba y comienza a estirar una pierna hasta colocarla recta. Aguanta en esa posición unos segundos y vuelve al inicio. Alterna ambas piernas.

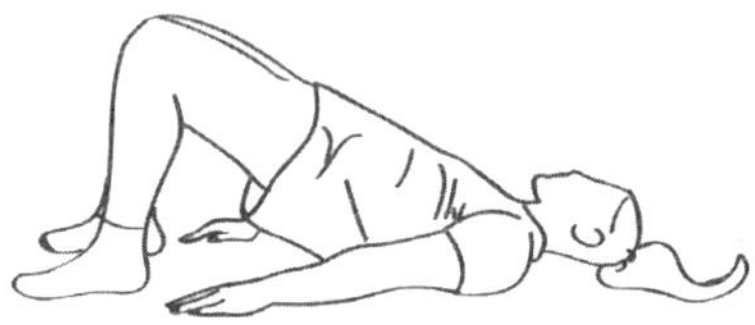

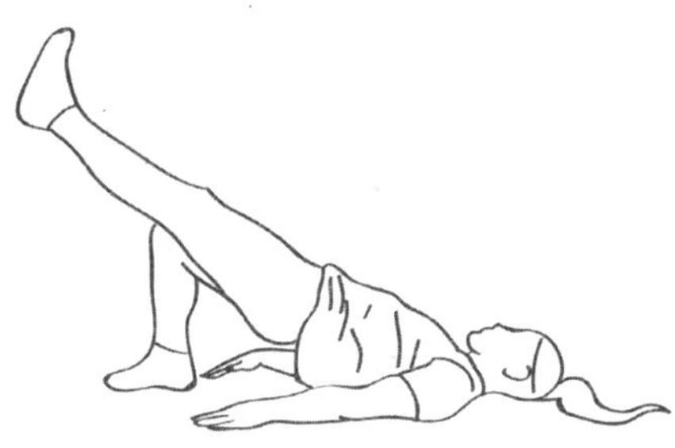

Una vez tengamos controlados los movimientos básicos, podemos realizar estos mismos pero con algo de peso. Coger peso es necesario para potenciar los glúteos, puesto que son músculos muy poderosos. Podríamos realizar todos los anteriores, y además incluir:

Peso muerto

Coloca los pies a la anchura de los hombros y sujeta la barra situada en el suelo en agarre prono o mixto. Levanta el peso manteniendo la espalda recta y los brazos estirados. A continuación, desplaza la cadera levemente hacia atrás y baja lentamente sin dejar caer el peso.

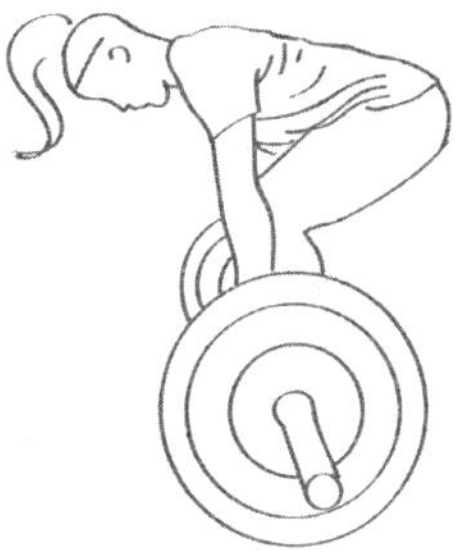

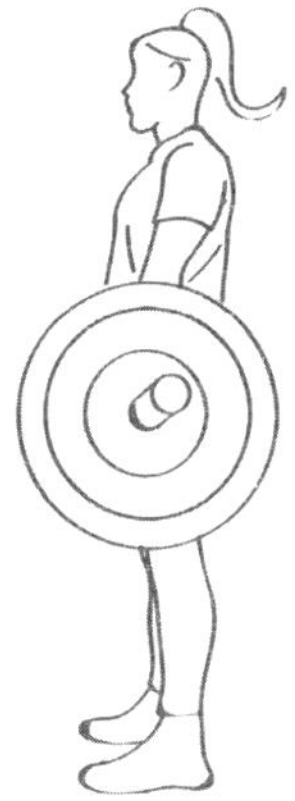

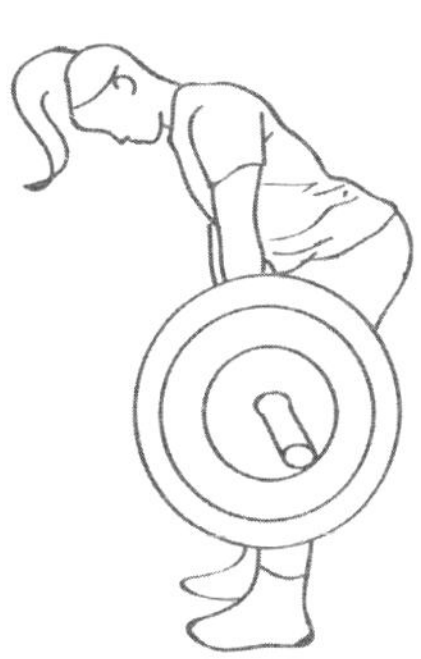

Peso muerto con una pierna

Este ejercicio se trabaja en desequilibrio. De pie, haz fuerza con una de tus piernas contra el suelo y eleva la otra. Mantén la pierna de apoyo lo más recta posible, y tu espalda erguida mirando al frente. Comienza a bajar despacio sin perder el equilibrio mientras elevas la otra pierna progresivamente hacia atrás, como una balanza. Puedes utilizar mancuernas y colocártelas a cada lado del tronco.

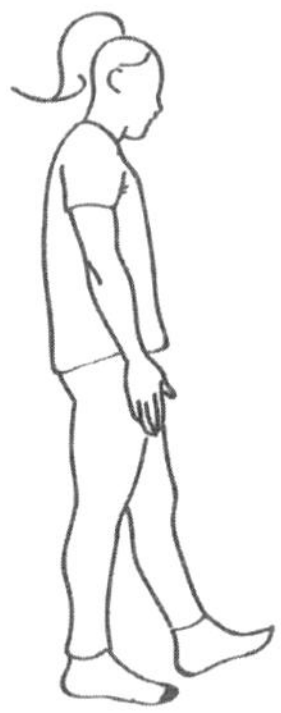

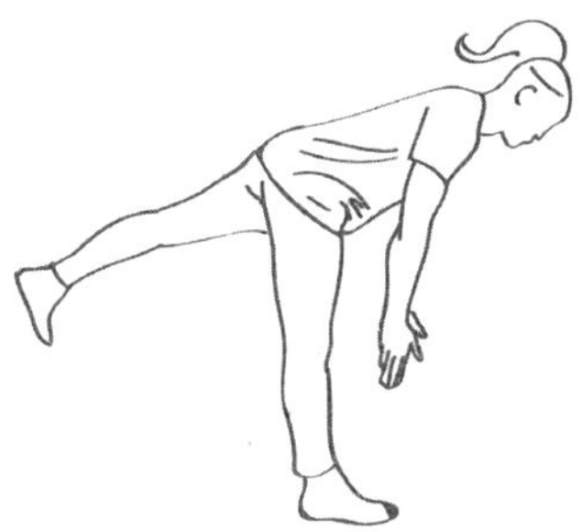

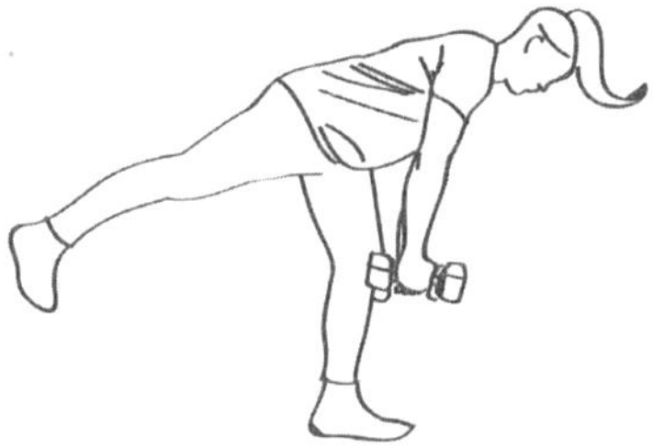

Swing con kettlebell

De pie, con los pies colocados un poco más anchos que tus hombros, coge la *kettle* por el asa con ambas manos y las palmas mirando hacia ti. Coloca tu espalda recta, activa el abdomen y eleva la *kettle* estirando las piernas ayudándote de tu cadera y doblando levemente tus rodillas haciendo un balanceo.

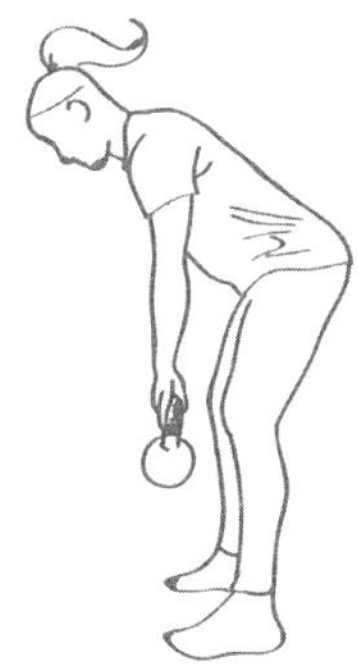

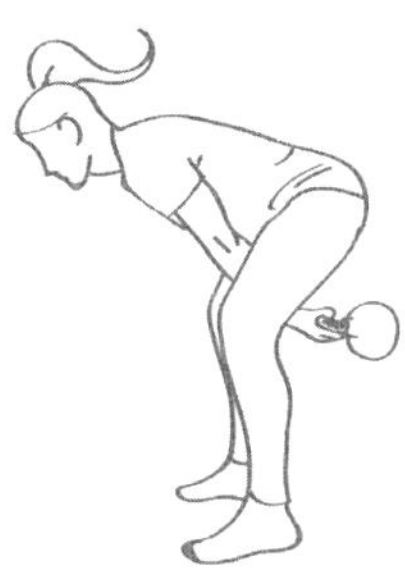

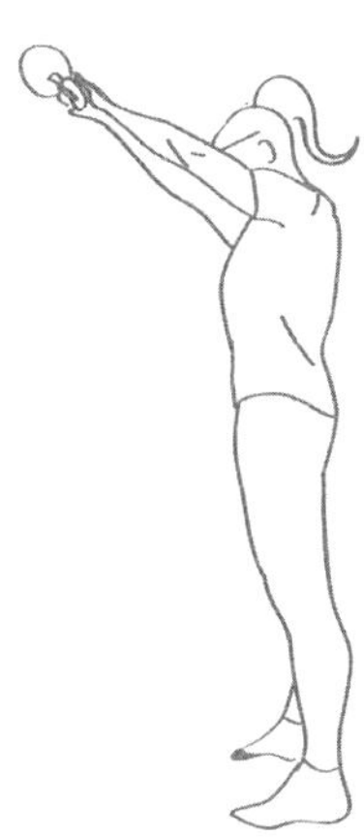

Extensión de cadera con barra

Coloca tu cintura escapular sobre un banco y flexiones 90 grados tus rodillas, de manera que al elevar tu cadera formen un ángulo recto. Coloca la barra en tu cadera a la altura del pubis y agárrala con tus manos. Posteriormente, extiende tu cadera dejando el tronco paralelo al suelo y activando los glúteos. Regresa a la posición inicial.

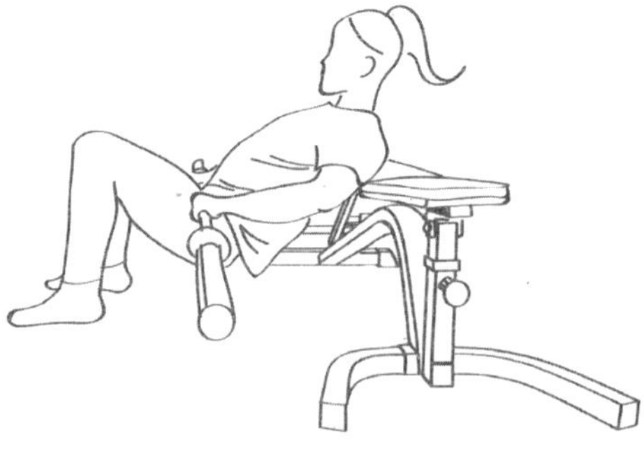

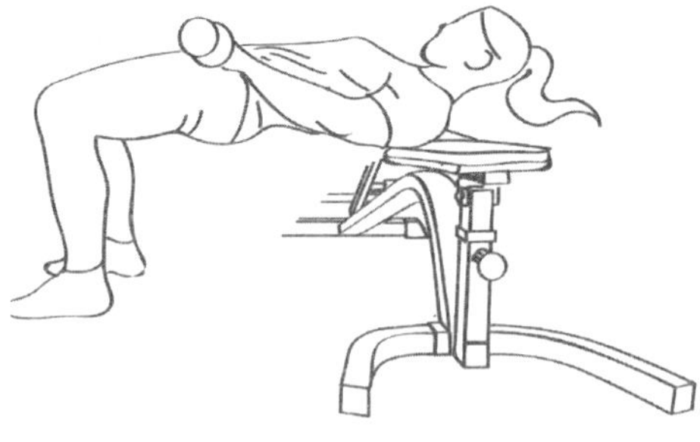

Hip trust

Coloca tu espalda apoyada en un banco y, elevando tu cadera lo más alto posible, aguanta unos segundos y realiza el movimiento contrario para volver a la posición inicial.

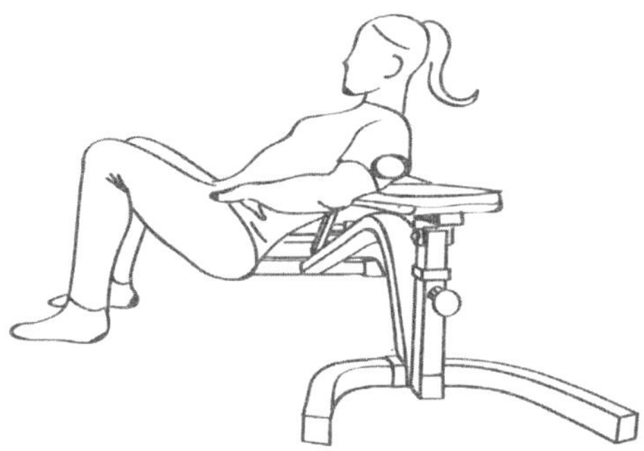

Para trabajar de una manera efectiva, y sobre todo progresar en nuestro entrenamiento, hay que ir ampliando poco a poco la demanda al músculo. De esta forma, podemos jugar con las repeticiones y los descansos. Así, para incrementar la dificultad:

- Aumentar repeticiones (no más de 10 o 15; si estas no suponen un esfuerzo suficiente, habría que aumentar el peso).
- Disminuir los descansos entre series.

Para finalizar, la planificación dentro de un programa adecuado podría incluir tres-cinco ejercicios de glúteo dentro de una rutina global, o dedicar una o dos sesiones semanales al entrenamiento de tren inferior, haciendo un poco más de énfasis en el glúteo.

CAPÍTULO 8

Mitos del ejercicio físico

PÉRDIDA DE GRASA LOCALIZADA

Son muchas las personas que acuden a nuestro centro los primeros días con un objetivo muy claro en sus mentes: normalmente en los hombres consiste en la pérdida de grasa y volumen abdominal y en el caso de las mujeres su preocupación gira en torno a la zona de las caderas, muslos...

Cuando les pregunto qué objetivo se plantean o qué partes de su cuerpo quieren trabajar con más ahínco, la gran mayoría coincide en sus respuestas.

Vamos a comenzar por el principio, entendiendo qué es la grasa.

La grasa es un componente fundamental y necesario de nuestro cuerpo. Se localiza en nuestras células en forma de triglicéridos, y se utiliza como fuente de energía. El ser humano necesita grasa en el organismo, ya que es la encargada de funciones tan importantes como: fuente de calor, energética, reserva de agua, transporte de vitaminas, protección de órganos vitales, regulación... ¡No podemos vivir sin grasa! El problema surge cuando hay un exceso de ella.

No hay ninguna evidencia científica sobre la posibilidad de perder ese exceso de grasa de forma localizada, ya que cuando mediante el entrenamiento y una correcta alimentación conseguimos que nuestros niveles de grasa desciendan, esto se produce de forma general en nuestro organismo, no en esa parte del cuerpo que nosotros preferimos.

Para conseguir esta reducción de lípidos, cobran protagonismo dos factores: el entrenamiento y la alimentación, ambos complementarios y que no funcionan el uno sin el otro.

Hasta hace unos años, algunos profesionales de la salud recomendaban el ejercicio cardiovascular para lograr dicho objetivo, basando los programas en entrenamientos aeróbicos: *running*, *powerwalk*, *spinning*, bicicleta... dejando de lado el tan fundamental entrenamiento de fuerza y tonificación.

Por suerte, cada vez hay más conciencia de la importancia de la combinación de diferentes tipos de entrenamiento para la consecución de este objetivo, entendiendo el ejercicio cardiovascular como una parte relevante del programa, pero no más que el trabajo de fuerza, HIIT... El proceso de pérdida de grasa será más eficaz cuanto más variado sea tu programa de entrenamiento, así que corre, camina, levanta pesas, haz ejercicios de fuerza y entrenamientos HIIT, y tu objetivo estará cada vez más cerca.

¿Y qué hay de eliminar la grasa de nuestra dieta? Gran equivocación, ya que comer grasa no es lo mismo que almacenarla. La clave está en qué opciones de alimentos ricos en grasas eliges, eso marcará la diferencia.

Es un error bastante común, cuando alguien busca perder grasa pautarle una dieta baja en ella o incluso eliminar casi en su totalidad este macronutriente de la dieta. Una aberración y un riesgo importante para nuestra salud con consecuencias tan graves como la amenorrea en la mujer, alteraciones en el metabolismo, sensación de hambre constante, poner en riesgo órganos vitales como el corazón, déficit de ciertas vitaminas, fatiga crónica...

Tradicionalmente, se han considerado los alimentos ricos en grasa como los culpables de la actual epidemia de obesidad, y han surgido infinidad de productos comercializados como «bajos en grasa» cuya composición dista mucho de ser saludable, ya que están repletos de azúcares añadidos. ¿Merece la pena comprar esos productos? Rotundamente, no. Lo más importante, cuando te encuentres en el supermercado con una opción 0 por cien y una normal, es leer las etiquetas, intentando consumir alimentos lo más naturales posibles, y evitando siempre que puedas los azúcares y similares que empobrecen nutricionalmente el alimento e incrementan el riesgo de problemas de salud.

Dentro del mundo de las grasas, lo que sí debemos moderar, independientemente de si nuestro objetivo es perder peso o no, es el consumo de grasas saturadas (o malas), que podemos encontrar en alimentos como mantequilla, nata, procesados, *pizza*, tartas, empanadas, algunas carnes... y tratar de ingerirla en momentos puntuales, no diariamente.

En contraposición a esto, debemos tomar diariamente alimentos que contengan grasas insaturadas (o buenas), como por ejemplo pescado azul, aceite de oliva, aguacate, semillas, frutos secos...

Como conclusión, debemos incluir a diario las grasas en nuestra dieta, pero optando por las que son insaturadas, ya que aportarán numerosos beneficios al organismo, consiguiendo incluso una mayor pérdida de peso que en dietas que las excluyen en su totalidad. Como siempre, se trata de apelar al sentido común y a una alimentación equilibrada que podamos llevar a lo largo de nuestra vida, y las grasas, confía en mí, te van a ayudar mucho para que mantengas un estilo de vida saludable.

PESAS

Creo que todas las mujeres hemos pensado en algún momento, cuando nos hemos planteado una nueva rutina de entrenamiento, acudir a un gimnasio, etc., que los ejercicios con pesas eran únicamente para hombres y no tenían cabida en nuestra actividad física. La mayoría recordamos la típica imagen de un gimnasio con la sala de pesas repleta de hombres y las clases de actividades grupales y más aeróbicas ocupadas mayoritariamente por mujeres.

De hecho, yo me he encontrado a lo largo de mi carrera profesional (y todavía me sucede en la actualidad) con muchas mujeres que tenían pánico al trabajo de fuerza por los nefastos cambios en su cuerpo que erróneamente pensaban que iban a experimentar. Hay una creencia totalmente falsa sobre el hecho de que los ejercicios con pesas van a hacer que nos pongamos musculosos, excesivamente fuertes al estilo Hulk. Nada más lejos de la realidad.

En este sentido, tenemos que distinguir entre el trabajo de tonificación y el de hipertrofia, y las pesas son y serán tu gran aliado sea cual sea tu objetivo a nivel físico (tonificar, perder peso, definir, reducir grasa...). La hipertrofia es el crecimiento de la masa muscular, y requiere un trabajo muy específico con pesos muy elevados y con un programa de ejercicio muy concreto y adaptado a cada uno, pero creedme que no es algo que se consiga en una semana.

Por el contrario, incluir en nuestros programas de entrenamiento estos ejercicios de fuerza nos aportará beneficios, como un aumento del metabolismo quemando más calorías en estado de reposo, una mayor pérdida de grasa, un incremento de la tonificación en nuestro cuerpo, una mejora en la salud cardiovascular, aumento de la densidad ósea, reducción los niveles de estrés, mejora la calidad del sueño, entre otros.

Yo incluyo para todos mis pacientes, tanto si son hombres como mujeres, el trabajo de fuerza semanalmente y en ningún caso se ha producido esa temida hipertrofia, todo lo contrario, el resultado han sido cuerpos fuertes, tonificados, sanos.

Huye de este mito del ejercicio físico y notarás la diferencia. Lejos de ser tu enemigo, las pesas son un gran aliado en la búsqueda de tus objetivos, siempre como parte de un programa de entrenamiento variado y controlado por un profesional de la salud.

Recuerda buscar la mejor versión de ti mismo, siempre. Búscala por y para ti. Define tus objetivos y lucha por conseguirlos. Hoy puede ser un gran día para empezar ese cambio en ti.

GENÉTICA

¿Quién no ha escuchado alguna vez a alguien decir eso de «yo no adelgazo porque genéticamente soy así» o «yo no puedo tener un abdomen firme porque por genética es imposible»?

Creo que todos hemos oído o incluso dicho en alguna ocasión un comentario de este tipo con la convicción de que lo que decíamos era verídico. Pues lo cierto es que no.

Está claro y demostrado que la genética tiene cierta influencia sobre nosotros y nuestro cuerpo, pero os asombraríais del porcentaje tan mínimo que implica dicha herencia genética. Otras variables más determinantes en la consecución de nuestros objetivos son: la alimentación, el ejercicio físico o tipo de entrenamiento, el descanso... Estos factores y nuestra implicación en ellos sí que van a llevarnos al éxito o al fracaso.

Os voy a poner ejemplos más concretos: un niño puede ser «genéticamente» de constitución delgada, pero si de forma continua se alimenta mal, lleva una vida sedentaria, etc., os aseguro que con el paso de los años seguramente su cuerpo cambie, o contraiga enfermedades, o no pueda llevar un estilo de vida activa por sus malos hábitos.

Por el contrario, una persona que a *priori* es de constitución más grande, tiene la capacidad y está en su mano que eso cambie y consiga tener un cuerpo saludable llevando un estilo de vida que lo fomente y con una salud envidiable. Todo es cuestión de hábitos.

HUESOS ANCHOS

Otro de los mitos más frecuentes en los centros de salud, deportivos, consultas de nutrición, etc. es el hecho de justificar el «no avance» en un objetivo, como por ejemplo, en un proceso de pérdida de peso, por tener los huesos anchos.

¡Qué error tan grande!

Cuando nosotros realizamos un estudio antropométrico de nuestros pacientes, calculamos, entre otras cosas, el porcentaje de grasa, de agua y de masa muscular de cada uno de ellos. Este estudio nos ayuda a valorar el punto de partida del paciente, su evolución, sus progresos durante el programa de entrenamiento...

El peso de nuestros huesos puede variar normalmente entre 2 y 4 kilos en un adulto, lo que nos hace ver que eso no es significativo en cuanto a frenar una pérdida de peso siguiendo un programa bien estructurado. Lo que sí está claro es que si tienes huesos grandes y una mayor corpulencia (gente que tiene la espalda más ancha o las piernas más largas), ese volumen tiene que rellenarse, ya sea de grasa, de masa muscular, de agua.... De ti depende cuál quieres que sea la composición de tu organismo.

Que tu porcentaje de masa muscular aumente y descienda el de grasa corporal va a depender única y exclusivamente de tu alimentación y tu entrenamiento, aunque también intervienen aquí el descanso, la gestión del estrés... Por lo tanto, obvia si tienes huesos anchos o no y centra todos tus esfuerzos en motivarte para buscar una mejor versión de ti. Acude a un profesional de la salud y, juntos, poned todo vuestro empeño e ilusión en mejorar tu alimentación, tu forma física y en adquirir en unos hábitos que te hagan ser mejor.

Puedes ser quien quieras. Solo tienes que decidir serlo.

CAPÍTULO 9

Innovación en actividad física y deporte

En este capítulo no podía contar con mejor apoyo que Igor López, una de las personas de mi equipo que cada día trabaja por conseguir innovar y experimentar lo que la evidencia científica y las nuevas tendencias ponen a nuestro alcance.

Por nuestra experiencia con pacientes, en nuestro trabajo tenemos que estar continuamente formándonos y atentos de las últimas novedades en entrenamientos y métodos para la mejora del mismo.

El entrenamiento es un campo que está en constante evolución y cada vez sacan a la luz nuevas investigaciones y estudios científicos sobre beneficios de un tipo de entrenamiento u otro, o simplemente la creación de una nueva técnica de entrenamiento que está teniendo buena admisión, tanto para los profesionales como para los clientes, lo cual se traduce en **RESULTADOS**, lo más importante que busca un paciente. Cada persona tiene distintos objetivos, y no para todos los deportistas surte efecto el mismo entrenamiento. Además, todo el mundo tiene debilidades en algunas capacidades físicas, bien sea en flexibilidad, fuerza, resistencia, recuperación de una lesión o dolor...

En la actualidad, la entrada de la tecnología abre muchas posibilidades de control y registro del entrenamiento y sus ejercicios, así como tomar datos válidos para la salud como comprobar la frecuencia cardíaca del momento en el que estás.

Por lo tanto, en este capítulo, hablamos de los diferentes y nuevos métodos o técnicas de entrenamiento; vamos a enumerar a continuación los que más trabajamos en la actualidad, sin olvidarnos de que una sesión de entrenamiento se organiza en el siguiente orden: calentamiento, parte principal y vuelta a la calma.

MOVILIDAD ARTICULAR Y ESTABILIDAD

¿Qué es?

La movilidad articular es una técnica de calentamiento que consiste en realizar movimientos articulares en todos los ángulos, como mínimo, los que vayamos a usar en el entrenamiento. Sin embargo, es importante saber que movilidad articular y flexibilidad no son lo mismo. La flexibilidad se centra en los músculos y tiende a requerir algún elemento de sujeción estática. La movilidad está focalizada en las articulaciones y requiere un movimiento suave (M. Boyle, 2016). La estabilidad es una capacidad que tienen ciertas articulaciones para soportar fuerza sin riesgo de lesión. La estabilidad más importante que debemos controlar primero es la del core, puesto que es la que sujeta a todo el cuerpo, la que está prácticamente en uso en cualquier ejercicio sin la cual seremos más propensos a lesionarnos o tener dolencias.

¿Cuál es su utilidad?

Lo que se pretende con la movilidad articular es una activación muscular, reducir la rigidez de la musculatura, mejorar la amplitud de movimiento y, por tanto, flexibilidad, tener más conciencia corporal, preparar el sistema cardiovascular...

Digamos que la movilidad está diseñada como ejercicios de activación porque están planteados para hacer que el músculo correcto mueva la articulación correcta en el momento preciso (S. Sahrmann, 2010).

¿Cómo se trabaja?

Hay infinidad de ejercicios, pero las articulaciones se trabajan dependiendo si necesitan movilidad articular, estabilidad articular o ambas. La clasificación sería la siguiente:

Movilidad articular

- Movilidad de la columna torácica (S. McGill, 2015): flexión, rotación y extensión.
- Movilidad de tobillo: inversión, eversión, flexión, extensión y dorsiflexión.
- Movilidad de cadera: flexión, extensión, rotación, aducción y abducción.
- Movilidad de hombros: flexión, extensión, abducción, aducción e hiperextensión.

Estabilidad articular

- Estabilidad de rodilla.
- Estabilidad de hombros.
- Estabilidad de codos.
- Estabilidad de la zona lumbar (S. McGill, 2015).

FOAM ROLLER

¿Qué es?

Este aparato, es un cilindro de gomaespuma que abarca entre 90 y 130 centímetros, puesto que disponemos de varios tipos y durezas. Ha habido cierto grado de escepticismo con este novedoso aparato al preguntarse si servía para descargar tras el entrenamiento o para calentar al músculo previo a un ejercicio. Lo que sí que está claro es que es una técnica de automasaje.

¿Cuál es su utilidad?

El *foam roller* tiene varias aplicaciones, aunque algunas están más demostradas que otras. La discrepancia se divide entre preentrenamiento (calentamiento) o post-entrenamiento (vuelta a la calma).

Pre-entrenamiento

- Mejorar la flexibilidad del músculo masajeado (Mohr, 2014).
- Mejorar el rango de movimiento o movilidad articular (H. Sun *et al.*, 2016).

Post-entrenamiento

- Disminuir la sensación de dolor muscular o agujetas (J.D. Crane, 2012).
- Aumentar la flexibilidad a largo plazo, aunque no está demostrado.

En conclusión, el *foam roller* es otra técnica útil para el calentamiento, en el cual preparamos los músculos para un ejercicio. El uso del instrumento en cuestión tras el entrenamiento no tiene gran evidencia sobre su beneficio, aunque sí que reduce la sensación de dolor muscular.

¿Cómo usarlo?

Normalmente se usa en las piernas, pero también tiene su utilidad en el tren superior. Podemos realizar los ejercicios usando ambas piernas a la vez o una serie una pierna y después la otra. Se suelen gastar 5-10 minutos del calentamiento y realizar unas 10-20 repeticiones por músculo, o por tiempo, en función de lo que necesite. Los músculos y zonas del cuerpo más utilizados con el *foam roller* son las siguientes:

- Gemelos.
- Isquiotibiales.
- Fascia lata.
- Cuádriceps.
- Glúteos.
- Espalda alta.
- Zona lumbar.
- Abductores.
- Dorsal.
- Pectoral

HIIT (*HIGH INTENSITY INTERVAL TRAINING*)

¿Qué es?

Es un método de entrenamiento cuyas siglas nos indican de qué se trata: Entrenamiento de Intervalos de Alta Intensidad. Consiste en realizar un entrenamiento corto pero muy intenso, un cierto tiempo de ejercicio a la máxima intensidad posible con poco descanso.

Se pueden efectuar infinidad de ejercicios y en muchos deportes para poder obtener los beneficios de este método entrenamiento, no se limita solo a un deporte.

¿Cuál es su utilidad?

El HIIT lo incluiríamos en la parte principal del entrenamiento. Para destacar, es un increíble ahorrador de tiempo, puesto que con 20 minutos realizaríamos una sesión completa, pero es que además mejora considerablemente la capacidad pulmonar, sin necesidad de salir a correr horas y horas... (Batacan *et al.*, 2016).

Por si fuera poco, es un excelente quemador de grasas, en el momento y durante las siguientes 24 horas. Vamos a explicar esto. Después de un entrenamiento intenso, se da un proceso conocido como EPOC (exceso de consumo de oxígeno tras ejercicio). Para explicarlo de manera sencilla, al estar en reposo tras un gran esfuerzo y no dejar recuperar al cuerpo del todo, sigue faltando oxígeno, se sigue estando en deuda, por lo tanto nuestro cuerpo tendrá que obtener esa energía de algún sitio, eso son las grasas (J. L. Chicharro, 2006). Por lo tanto, el cuerpo se está recuperando del gran esfuerzo provocado durante 24 horas. Para que os hagáis una idea, correr durante 2 horas provoca un EPOC de 2 horas.

Ahora se entiende por qué este entrenamiento tiene tanto éxito. Sin embargo, no es apto para todo el mundo. Primero, tenemos que gozar de buena salud cardiovascular y, después, estar algo preparados en función de los ejercicios que vayamos a hacer, aunque siempre se puede adaptar de alguna manera. Tampoco debemos olvidarnos de hacer un buen calentamiento previo.

¿Cómo lo puedo hacer?

El primer paso sería seleccionar el tipo de HIIT que se va a usar para la sesión. Una versión muy extendida es la conocida como Tabata, es decir, 20 minutos de actividad y 10 de descanso, realizando ocho series (I. Tabata, 1996).

Tras seleccionar el tipo de entrenamiento que vamos a llevar a cabo, tendríamos que elegir los ejercicios funcionales a realizar: *sprints* o natación o bici estática...

BOXEO

El boxeo, más allá de lo que significa el deporte, ha entrado con mucha fuerza en el mundo del *fitness*, puesto que es muy dinámico, divertido y a la vez intenso. Se puede estructurar de muchas maneras.

¿Cuál es su utilidad?

El boxeo tiene muchos beneficios para la condición física y para la salud en general, no solo es que sea divertido:

- Libera tensiones y estrés del día a día y vida cotidiana.
- Mejora la resistencia física.
- Define y tonifica el cuerpo.
- Se puede usar en modo HIIT y podemos obtener grandes resultados.
- Trabaja todo el cuerpo, desde las piernas a los brazos.
- Aumenta tus reflejos y velocidad de reacción.
- Mejora la estabilidad corporal, el core está en activo constantemente.

Nosotros solemos trabajar realizando secuencias de golpes con brazos y piernas contra el saco o contra el entrenador en cuestión, varias series de diferentes tiempos en función del paciente. Aunque también hay otras muchas formas de trabajar en boxeo, como por ejemplo, con repeticiones o ciclos de golpes, incluyendo en el entrenamiento además comba, *sprints*, *burpees*...

TECNOLOGÍA Y APPS

Actualmente, con la entrada de la tecnología en nuestro siglo y lo rápido que está avanzando, ya contamos con muchos *gadgets*, aplicaciones para nuestros dispositivos y otros aparatos que podemos utilizar para nuestra mejora del rendimiento o condición física

Dentro de los aparatos, aparecen relojes inteligentes, pulseras de actividad, electroestimuladores, cronómetros (aunque ya suelen ir incluidos en los relojes o pulseras)... Con estos aparatos podemos recibir información útil a la hora de controlar nuestra frecuencia cardíaca, tiempos, velocidades media y máxima, distancia, rutas y GPS...

Por otro lado, también tenemos la opción de descargarnos aplicaciones en nuestro teléfono móvil o tablet. Algunas de ellas presentan muchas utilidades. Aquí van algunos ejemplos:

- **Entrenamiento**. Runtastic es perfecta para corredores, ciclistas y nadadores (aunque también permite otros deportes). Esta aplicación de Adidas nos hace todo el seguimiento de nuestra actividad en vivo y luego expone un resumen de lo que ha sido nuestra sesión. Nos reporta datos, como distancia recorrida, velocidad máxima y media, calorías quemadas, ritmo, tiempo... Además, ¡¡¡puedes añadir tu estado de ánimo y las zapatillas que llevabas durante la actividad!!!
- **Nutrición**. Hay muchas aplicaciones en el mercado que permiten registrar todas tus comidas, con sus calorías y todo. Lo mejor es que si quieres llegar más allá, realizan la cuenta de calorías y macronutrientes de cada comida, y te dicen la cantidad y calidad de calorías que debes comer. Por si fuera poco, también muchas de ellas vienen incluidas con recetas bastante suculentas y fit.
- **Salud**. Este tipo de aplicaciones, muchas de las cuales ya vienen incluidas en los teléfonos móviles, están diseñadas para que lleves una vida sana. Así, están las que cuentan tu actividad a lo largo del día y los pasos dados hasta aquellas de meditación, ya que no tenemos que olvidarnos de la ca-

beza y la mente, tan importante para el deporte y nuestra vida en general.

Como podéis ver, hay muchas posibilidades dentro de las tecnologías y lo mejor es que hay gustos para todo tipo de paciente y, quién sabe, quizás sea uno de nuestros próximos proyectos. Tendría buena pinta, ¿no...?

CAPÍTULO 10

Una fachada bonita comienza desde dentro

AZÚCAR, EL GRAN ENEMIGO DEL SIGLO XXI

Supongo que esta afirmación no te pillará por sorpresa, ya que actualmente es un tema muy comentado en medios de comunicación y redes sociales: el alarmante peligro que tiene el azúcar para nuestro organismo.

El primer paso como consumidores y personas que nos preocupamos por llevar una vida saludable es tomar conciencia de lo que supone su consumo excesivo y adoptar medidas y hábitos que nos ayuden a reducir su ingesta en el día a día.

El azúcar es una sustancia adictiva, y gran causante de las altas tasas de obesidad y diabetes que tenemos hoy en día en los países occidentales.

¿Qué consecuencias tiene para mi salud el consumo excesivo de azúcar?

En primer lugar, aumenta indudablemente el riesgo de sufrir diabetes tipo 2, así como enfermedades de tipo hepático, coronario y cardiovascular. A esto podemos sumarle una mayor probabilidad de sufrir daños cerebrales y obesidad.

¿Dónde reside el problema en el consumo de azúcar?

El azúcar está en todos los sitios, escondido en numerosos alimentos que en ningún momento pensamos que contengan esas ingentes cantidades, y por tanto los consumimos sin la suficiente conciencia de lo que estamos ingiriendo. Si a esto le sumamos, como he comentado al principio, que es altamente adictivo, el debate está servido.

En las últimas décadas se ha multiplicado el consumo de azúcar en nuestra sociedad, sobre todo proveniente de refrescos que no son más que terrones y terrones de azúcar camuflados en productos que tenemos a nuestra disposición en cualquier tienda o supermercado.

En 2016, la revista de la Asociación Médica Estadounidense publicó un comentado artículo en el que salió a la luz que la llamada Sugar Research Foundation pagó miles de dólares a científicos de Harvard para camuflar las pruebas que confirmaban que el excesivo consumo actual de azúcar estaba estrechamente relacionado con las enfermedades del corazón.

La OMS (Organización Mundial de la Salud) recomienda limitar el consumo de azúcares libres, que engloba los añadidos en los alimentos, así como los que nos podemos encontrar en jarabes, zumos de frutas, jugos...

Tanto si nos referimos a niños como a adultos, dicha organización propone reducir el consumo de estos azúcares libres por debajo de un 10 por ciento de la ingesta calórica total, y confirma que por debajo de un 5 por ciento obtendríamos beneficios para nuestra salud.

¿Por qué nos cuesta tanto reducir su consumo?

En primer lugar, porque, como ya hemos visto, crea adicción, de la misma manera que otras drogas, como el tabaco, ya que altera de tal forma el funcionamiento de nuestro sistema nervioso que nuestro cuerpo cada vez quiere más y en mayores cantidades.

Además, hay que añadir que los alimentos con una alta concentración de azúcares añadidos son muy placenteros, y eso nos dificulta el dejar de consumirlos.

Por si fuera poco, llevamos consumiendo azúcar sin darnos cuenta desde que somos pequeños de forma que hemos acostumbrado a nuestras papilas gustativas a estos sabores. De lo que se trata ahora es de reeducarlas para que conozcan el sabor natural de los alimentos, sin añadidos. Al principio te costará un poco, pero párate a pensar que merece mucho la pena intentarlo por los beneficios que va a tener para ti este pequeño cambio en tu alimentación. Va a suponer para ti un paso de gigante en tu búsqueda de una buena salud.

Afortunadamente, en enero de 2019 salió en los medios de comunicación una noticia que nos da una prueba más de que algo está cambiando y que vamos por el buen camino. La industria alimentaria se compromete con el Ministerio de Sanidad a reformular sus recetas y reducir en un 10 por ciento las cantidades de azúcar, grasas y sal en los alimentos procesados a partir de 2020 para luchar contra la obesidad. Sin duda, una noticia fantástica y el comienzo de un cambio social. ¿Te apuntas a intentarlo desde hoy?

¿Significa eso que nunca consumamos azúcar o productos dulces?

Rotundamente, no. Se trata solo de buscar un equilibrio, una concienciación. No estoy diciendo que no vuelvas a comer un trozo de tarta, un dulce, un helado o un refresco, sino que te invito a que dejes el consumo de estos alimentos para ocasiones especiales, fin de semana... Y si lo consigues, no te culpes por haber «pecado», piensa, como siempre digo, que lo importante es lo que haces habitualmente, esos pequeños placeres de forma puntual no van a echar por tierra tu salud ni tus objetivos.

Otra cosa que te propongo es que elabores en casa recetas dulces sin azúcar que pueden ayudarte a matar ese gusanillo que a todos nos apetece de vez en cuando y son muy beneficiosos para tu organismo. En el apartado de recetas, al final de este capítulo podrás ver algunas ideas. Experimenta con tus ingredientes favoritos y verás cómo no vas a echar en falta esa bollería industrial o alimentos procesados.

Cambia tus prioridades y cambiarás tu vida.

Según la OMS el consumo de azúcar en adultos no debe exceder los 25 g al día

Cereales de desayuno
Entre 10 g y 25 g

Yogur natural azucarado
Alrededor de 20 g

Zumos
Alrededor de 18 g

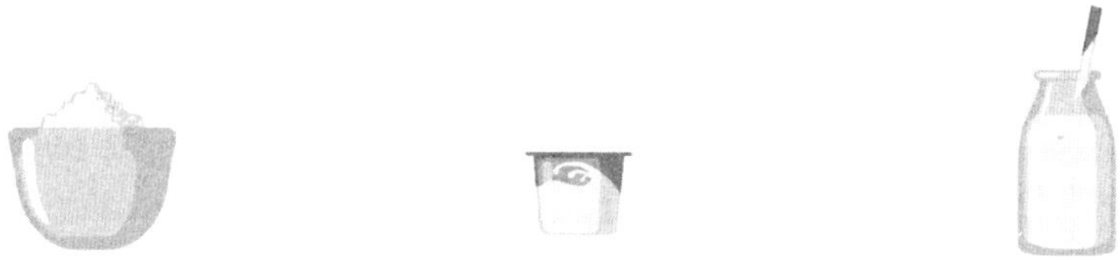

LÁCTEOS

Otro tema que genera mucha controversia en la actualidad son los lácteos, existiendo profesionales que se sitúan a favor y otros en contra de su consumo, pero lo que no hay a día de hoy es unanimidad en el mundo de la investigación.

Soy una fiel consumidora de productos lácteos y defiendo y aconsejo su consumo, tanto en mis pacientes como en mi entorno, ya que considero que hay que mirar cada caso de forma individual y valorar la asimilación de estos alimentos en cada organismo.

Desde hace pocos años, se han multiplicado los alimentos «sin lactosa», lo cual es una alegría porque facilita mucho la alimentación a aquellas personas que sufren de intolerancia, pero debemos tener en cuenta que no todos somos intolerantes a la lactosa y, por tanto, no tenemos por qué excluirla de la dieta. Cada caso es un mundo y no a todo el mundo le sienta mal consumirla. Como siempre, habría que mirar cada caso en particular con un profesional de la salud, pero si no tienes ningún problema con la lactosa, no te aconsejaría que dejaras de tomarla.

En este sentido, hay estudios e investigaciones tanto a favor como en contra. Eres tú mismo quien tiene que detectar si, por ejemplo, te encuentras mal después de consumir estos alimentos, si producen alguna reacción negativa en tu organismo... Dentro de estos casos, hay personas que tienen dificultades para digerir la leche de vaca, y, sin embargo, toleran yogures (ya que son alimentos fermentados) y queso sin ninguna dificultad.

De forma general, lo que sí debemos intentar es tomar productos lácteos que no contengan azúcares añadidos. Opta por las versiones más naturales y reduce la ingesta de quesos grasos.

Los estudios en contra de los lácteos defienden que no existe ninguna relación entre su consumo y las tasas de osteoporosis. Consideran que son alimentos difíciles de digerir y con alto porcentaje de grasa. Otro argumento contrario es la inyección de hormonas y antibióticos que se les dan a las vacas.

En cambio, los estudios que se posicionan a favor de su consumo argumentan que aportan proteínas y aminoácidos esenciales y son una fuente principal de calcio y vitaminas.

¿Cómo puedes incluir los lácteos en tu dieta de forma saludable?

Si eres de esas personas que tienen dificultades para digerir la leche y no quieres renunciar a un buen café, tienes varias opciones: en primer lugar, la variedad de leches sin lactosa que existen es interminable. Si prefieres optar por las versiones de bebidas vegetales, puedes elegir entre la de almendras, avena, mijo, coco, anacardos... en función de tus necesidades y gustos. Es importante que leas las etiquetas y te asegures de que no llevan azúcares añadidos, ya que no todas son tan sanas como parecen.

Si no sabemos bien cuándo tomar yogures, kéfir..., te recomiendo que los consumas a la hora del desayuno mezclados con cereales integrales como la avena o con granola casera, fruta, frutos secos, semillas... Puedes incluso añadir kéfir a tus *smoothies* de la mañana y podrás hacer recetas muy buenas y saludables. También son buena opción como postre, tras la comida o la cena, y son infinitamente mejor que cualquier otro dulce o alimento procesado.

En cuanto a los quesos, quizás lo más recomendable sea no consumirlos a diario, sobre todo si son las versiones más grasas, pero puedes añadirlos a tus ensaladas, a tus tostadas con aguacate, rallarlos sobre un plato de pasta integral con verduras y darle así un toque de sabor... Es decir, mi recomendación es que los utilices como un añadido en algunas recetas más que como la parte principal de tu plato.

En definitiva, no te compares con los demás ni dejes que te influyan los mensajes que el mundo de la industria alimentaria nos lanza en algunas ocasiones. Conócete y encuentra lo que mejor te sienta a ti. Siéntete a gusto con tu cuerpo y con tu alimentación.

Ayuno intermitente

¿Cuántas veces nos ha recomendado algún profesional de la salud eso de «comer cinco veces al día, no saltarse ninguna comida», etc...?

Cada vez más, vamos concienciándonos, en el mundo de la salud, de la importancia de adaptarnos a cada uno de nuestros pacientes, y que lo que vale para uno no sirve para otro, y saber ajustar un programa ya sea de nutrición o de ejercicio físico, o preferiblemente ambos, es fundamental.

¿Es necesario comer cinco veces al día todos los días del año, simplemente porque sí? La respuesta es claramente no. Habrá días en los que necesites hacerlo, otras que no, habrá mañanas que te despiertes más tarde o no sea necesario que hagas un tentempié a media mañana, o días en los que hagas un *brunch* y unas el desayuno con la comida. Lo más importante es llevar un horario regular y escuchar a tu cuerpo. Al final, el objetivo de la comida es nutrir tu cuerpo, sanarlo y proporcionarle la energía que necesita. No es bueno comer sin hambre simplemente porque te lo han aconsejado, al igual que tampoco lo es dejar de comer cuando tu cuerpo muestra signos de debilidad. Todo esto es un proceso hacia tu interior: escucha a tu cuerpo y te irás conociendo y sabiendo lo que necesitas y lo que mejor se adapta a ti.

En relación con esto, vamos a detenernos en un tema muy actual que ha llegado con fuerza en los últimos años y no podemos dejar de hablar de los numerosos beneficios que científicamente está demostrado nos aporta: os hablo del ayuno intermitente. Algunos de dichos beneficios son una mejoría del sistema inmune, reduce las enfermedades cardiovasculares y lesiones cerebrales, regula los niveles de insulina, fomenta una pérdida de peso manteniendo la masa muscular, alarga la vida...

Este concepto de ayuno se basa en intercambiar periodos de «no comer» entre comidas, dando más tiempo al cuerpo para realizar sus procesos de digestión más eficientemente y dejando que nuestros propios mecanismos se encarguen de limpiar el organismo. Hay varios tipos, más y menos asequibles, según tus hábitos y rutinas en relación con la alimentación:

- **Ayuno 12/12**. Se divide el día en dos franjas de 12 horas. Es quizás el más fácil de llevar a cabo teniendo en cuenta que normalmente podemos hacerlo coincidir con las horas de descanso nocturno. Por lo tanto, estaríamos 12 horas sin comer hasta la siguiente ingesta. Piensa que algo tan sencillo como adelantar un poco la cena y retrasar el siguiente desayuno nos haría estar cumpliendo con ello, ya que si cenamos a las nueve de la noche y no volvemos a tomar ningún alimento hasta las diez de la mañana siguiente, estaríamos haciendo (muchas veces inconscientemente) este tipo de ayuno.
- **Ayuno 16/8**. Este tipo de ayuno consiste en estar durante 16 horas sin ingerir ningún alimento y concentrar las comidas en las 8 horas del día restantes. Durante el tiempo de ayuno puedes tomar líquidos como agua, infusiones, caldos... Según esta opción, podrías aprovechar las horas de sueño para hacerlo más llevadero, por ejemplo, desayunar normal (sobre las nueve de la mañana), tomar un almuerzo a media mañana, comer a las tres de la tarde y no tomar ningún otro alimento hasta el día siguiente en el desayuno. Esto podría ser útil, por ejemplo, para después de comidas muy pesadas, ya sea una boda, una celebración..., en las que se come más de lo debido, y este ayuno nos ayudaría a limpiar el organismo de forma natural tras un exceso.

- **Entre el ayuno 12/12 y el 16/8** hay una opción intermedia, que es el ayuno 14/10, que es un paso intermedio entre ambos y hacerte más sencilla la transición entre uno y otro.
- Por último, existe el **ayuno 24 horas**, quizás el más extremo o difícil de llevar, pero con beneficios a nivel digestivo, en caso, por ejemplo, de inflamación intestinal. En este caso, quizás lo más recomendable es que acudas a un médico y le consultes, ya que no siempre está indicado y se trata de que, si lo llevas a cabo, obtengas el máximo de sus beneficios sin poner en peligro tu salud.

Para concluir, los casos en los que no está recomendado el ayuno intermitente es para personas que padecen ansiedad, trastornos alimentarios, tampoco en aquellas a las que cueste mucho esfuerzo ganar peso o en el caso de niños, embarazadas, ancianas y personas enfermas.

LEER ETIQUETAS

Si echas la vista atrás... ¿podrías imaginar cómo se alimentaban nuestros abuelos y antepasados? ¿En qué basaban principalmente su dieta? La respuesta es sencilla: productos de la tierra, naturales, elaborados y cocinados en casa y sin añadidos de ningún tipo. Salud en estado puro.

Me gustaría proponerte que, a partir de ahora, cuando vayas al supermercado a hacer la compra eches un vistazo a las etiquetas antes de comprar un producto sobre el que tienes dudas de si es o no saludable... Te sorprenderías de la cantidad de alimentos que consideramos sanos y no lo son por la cantidad de ingredientes añadidos, conservantes y aditivos que contienen.

Es muy importante leer las etiquetas de los productos que compramos y que no son frescos, porque, en numerosas ocasiones, nos engañan con frases como 0 por cien grasa, libre de grasas, sin azúcares, incluso añaden imágenes que nos hacen pensar que el alimento es saludable. Hay mucho dinero detrás de la industria alimentaria y sus intereses, y bien es cierto, como ya hemos comentado en el punto anterior, que el azúcar es adictivo, y estos alimentos «engañosos» están hechos para que te gusten y no dejes de comprarlos. El problema viene cuando te detienes unos instantes a leer la etiqueta del producto, te llevas las manos a la cabeza al darte cuenta de que dicho alimento tiene infinidad de añadidos que distan mucho de ser recomendables para nuestra salud.

Cuando leas la etiqueta, tienes que tener claro que los primeros nombres que aparecen en el listado de ingredientes son los que se encuentran en mayor proporción en el producto, que normalmente suelen ser azúcares y que se nombran con otros términos que pueden dar lugar a confusión, pero que no son más que eso, azúcar.

El azúcar tiene muchos nombres, hasta cincuenta y seis concretamente. Te enumero algunos para que vayas concienciándote sobre la importancia de leer la composición de los alimentos: jarabe, sirope, sacarosa, fructosa, panela, etilmatol, dextrano, jugo, melaza, dextrina, dextrosa, maltosa, maltodextrina. ¡Cuidado con todos estos ingredientes y que no te engañen: son azúcar! Ahora eres tú quien decide si los quieres comprar de forma habitual o no.

Las etiquetas de los alimentos se componen de dos partes: por un lado, la que comúnmente más miramos, que se refiere a las calorías que tiene y la proporción de nutrientes normalmente cada 100 gramos. Y por otro lado, la parte para mi **FUNDAMENTAL**, que es el listado de ingredientes que componen dicho producto. Te recomendaría obviar y no obsesionarte con el cálculo de calorías que tiene el alimento, y centraría la atención en esa lista de ingredientes que lo componen, y que te va a llevar a la rápida conclusión de si es saludable o no, y por lo tanto, decidirás si llevártelo a casa u optar por opciones más sanas y con más beneficios para ti y los tuyos.

Una vez más, te invito a que optes por alimentos frescos y naturales y huyas de los procesados: ¿qué listado de ingredientes tiene un plátano? ¿Y 100 gramos de garbanzos crudos? ¿Y qué me dices de un pescado blanco? ¿Y una docena de huevos ecológicos? Creo que la respuesta está clara. Te animo a que a partir de ahora lo pienses a la hora de hacer tu lista de la compra y que lo hagas de forma más consciente, y nuevamente llenes tu nevera de alimentos de calidad con los que preparar apetitosas y deliciosas recetas.

MIS DESAYUNOS FAVORITOS

Porridge calentito

- Ideal para los días más fresquitos en que necesites un buen aporte de energía.
- Preparación: 10 minutos.

Ingredientes

- 40-50 g de copos avena (a poder ser integral).
- 250 ml de leche o bebida vegetal.
- 1 cucharadita de canela.
- *Toppings* al gusto

Para elaborar esta sencilla y reconfortante receta, pon a calentar en el fuego o inducción la leche o bebida vegetal en un cacito. Cuando empiece a hervir, añade los copos de avena y remueve constantemente a fuego medio hasta que obtengas la textura que más te guste. Añade una cucharadita de canela (opcional) y *toppings*.

Overnight oats

- Ideal para los días que vas con prisa y no quieres renunciar a un desayuno sano y nutritivo. Puedes incluso llevártelo al trabajo.
- Preparación: 5 minutos.

Ingredientes

- 40-50 g de copos de avena.
- 2 cucharaditas de semillas de chía.
- 1 cucharada de semillas de cáñamo.
- 1 puñado de arándanos.

Esta receta se deja preparada la noche anterior y por la mañana únicamente tendrías que añadir los *toppings*... ¡Facilísimo!

En un recipiente hermético, añade los copos de avena, las semillas de chía, las semillas de cáñamo, los arándanos. Remueve enérgicamente con la cuchara hasta que se mezclen bien los ingredientes. Ciérralo y déjalo toda la noche en la nevera.

A la mañana siguiente, lo puedes volcar en un *bowl* y añadir más *toppings* (fresas, plátano, nueces, mantequilla de frutos secos, láminas de coco, bayas de goji, etc., ¡y listo para disfrutar!

Pudin de chía con mermelada casera

- Ideal para controlar tus antojos, gran fuente de omega 3 e inyección de energía.
- Preparación: 5 minutos.

Ingredientes para el pudin

- 4 cucharadas de semillas de chía.
- Leche o bebida vegetal.

Ingredientes para la mermelada casera

- Frutos rojos congelados.
- 1 cucharadita aceite de coco.

Para preparar el pudin, vierte en un envase hermético las semillas de chía y la leche o bebida vegetal y mézclalo todo bien. Déjalo reposar unos 20 minutos o lo puedes dejar toda la noche en la nevera.

Mientras tanto, elabora la mermelada casera: en una sartén, echa una cucharadita de aceite de coco y repártelo uniformemente. Después, vierte generosamente frutos rojos congelados (pueden ser fresas, frambuesas, arándanos o una mezcla de todos) y remueve hasta que veas que se van convirtiendo en una textura como la mermelada. Puedes añadir miel o algo para endulzar, pero no es necesario ya que el sabor ya es dulce.

Finalmente, vierte la mermelada sobre el pudin de chía, ¡la mezcla está deliciosa!

Tostadas con aguacate y semillas de cáñamo

- Ideal para un desayuno completo, con hidratos de carbono, grasas saludables y proteínas presentes en las semillas.
- Preparación: 5 minutos.

Ingredientes

- 2 rebanadas de pan.
- ½ aguacate.
- 2 cucharadas semillas de cáñamo.
- Unas gotitas de limón.
- 1 cucharadita de aceite de oliva virgen extra.

Busca un buen pan (centeno, integral, espelta) sin harinas refinadas y tuéstalo unos minutos.

Mientras tanto, prepara medio aguacate en láminas (también lo puedes machacar con un tenedor) y colócalo sobre las rebanadas.

A continuación, añade por encima una cucharadita de semillas de cáñamo, unas gotitas de limón y una cucharadita de aceite de oliva virgen extra.

¡Verás lo rico y crujiente que está!

Acai bowl

- Ideal para los días que necesites un chute de energía y mejorar tu sistema inmunitario.
- Preparación: 10 minutos.

Ingredientes para la base de acai

- Acai (lo venden tanto en formato polvo como congelado).
- 150 ml de leche o bebida vegetal.
- 1 plátano previamente congelado.
- 1 puñado de frutos rojos congelados.

Toppings

- Granola casera o copos de avena.
- Láminas de coco.
- Un puñado de frutos secos (nueces de macadamia, almendras, anacardos...).
- Fruta al gusto (rodajas de kiwi, fresas, arándanos...).

En una trituradora coloca el plátano congelado, añade una cucharadita de acai en polvo o un bloque de acai congelado. Incorpora un puñado de frutos rojos congelados y finalmente la leche o bebida vegetal y mézclalo todo en la trituradora hasta que consigas la textura deseada (puedes añadir más cantidad de cualquiera de los ingredientes si lo necesitas).

Viértelo en un *bowl* y añade los *toppings* que más te gusten: granola casera o copos de avena, láminas de coco, frutos secos (nueces de macadamia, almendras, anacardos...) y unas fresas o un kiwi laminado.

¡Un placer para los sentidos!

Tortitas de arroz dulces y saladas

- Ideal para los días en los que te apetece dulce y salado y no sabes por cuál decantarte.
- Preparación: 5 minutos.

Ingredientes

- 2 tortitas de arroz.
- ½ aguacate.
- 1 cucharada de mantequilla de cacahuete, almendras...
- ½ plátano.
- 1 puñadito de pipas de calabaza.
- 1 cucharadita de aceite de oliva virgen extra.

Coge dos tortitas de arroz (asegúrate de que no tengan azúcares añadidos ni muchos ingredientes).

Salada: corta medio aguacate y machácalo con un tenedor sobre la tortita, espolvorea encima unas semillas de calabaza, unas gotitas de limón y de aceite de oliva virgen extra.

Dulce: coloca encima de la otra tortita una cucharada de mantequilla de cacahuete o almendras y extiéndela. Corta medio plátano en rodajas y colócalo encima.

¡La combinación de dulce y salado es una maravilla!

Pancakes

- Ideal para esos días que te apetece un capricho dulce, sin renunciar a algo sano y muy apetitoso.
- Preparación: 15 minutos.

Ingredientes

- 3 cucharadas grandes de harina integral o harina de avena (puedes sustituir la harina por 60 g de copos de avena triturados y se forma una masa como si fuera harina).
- 1 huevo.
- ½ plátano.
- ½ taza de leche o bebida vegetal.

Toppings

- Mermelada casera (véase receta del pudin de chía).
- Fruta cortada (arándanos, kiwi, fresas).

Para preparar los *pancakes*, coloca en la trituradora todos los ingredientes, comenzando por la harina, después el huevo, medio plátano y la leche o bebida vegetal.

Tritúralo todo unos segundos hasta conseguir una masa homogénea (ni demasiado líquida ni demasiado grumosa).

Calienta una sartén y añade poquito a poco la masa haciendo la forma de los *pancakes*. Déjalos 1 minuto por cada lado y retíralos de la sartén. Añade los *toppings* que has preparado previamente: mermelada *handmade*, trocitos de fruta cortada...

¡No hay mejor forma de empezar el día que con este dulce pero sano desayuno!

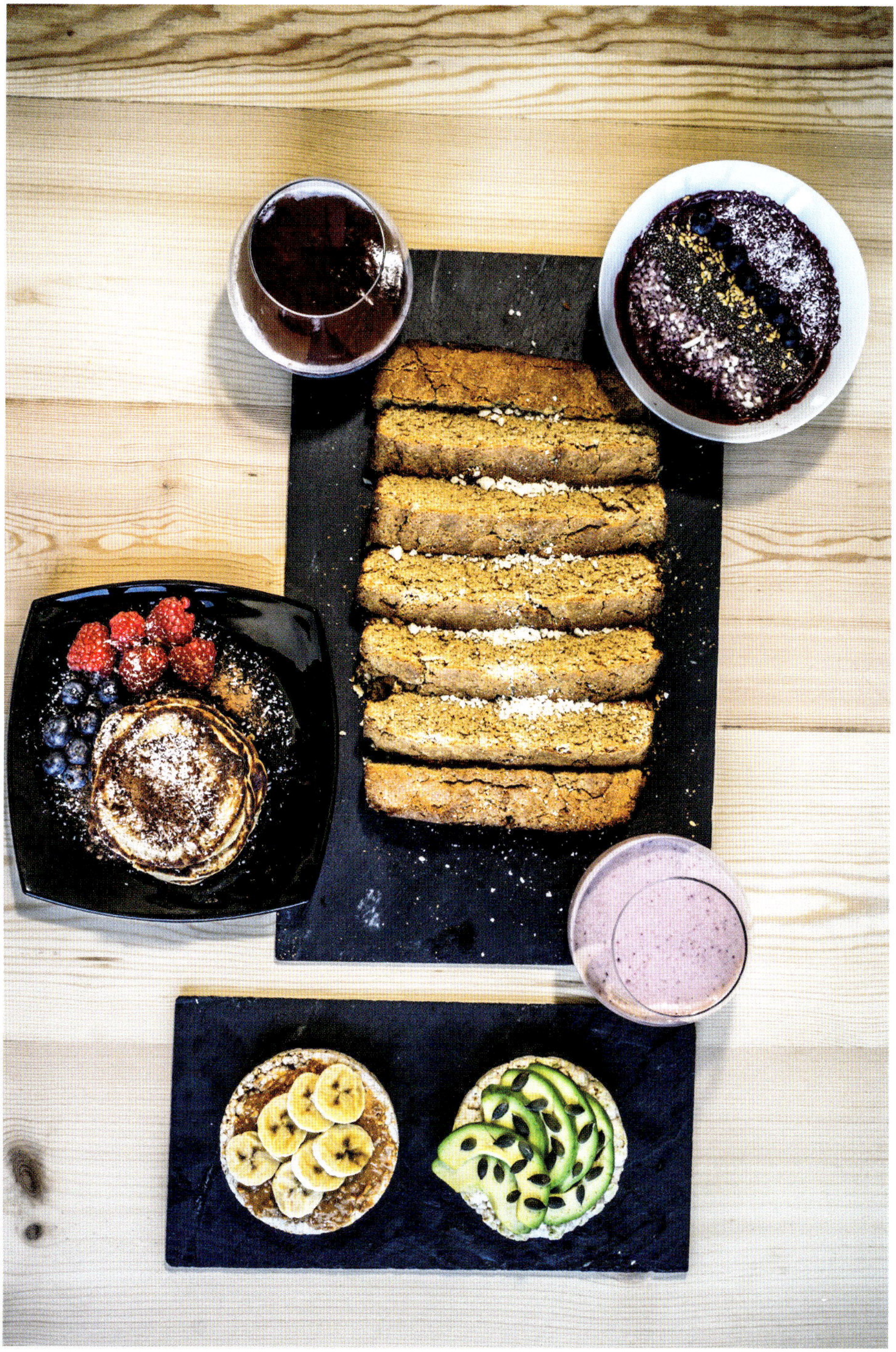

Banana bread, *pancakes* saludables, acai *bowl*, tortitas de arroz dulce y salada y *smothies* nutritivos.

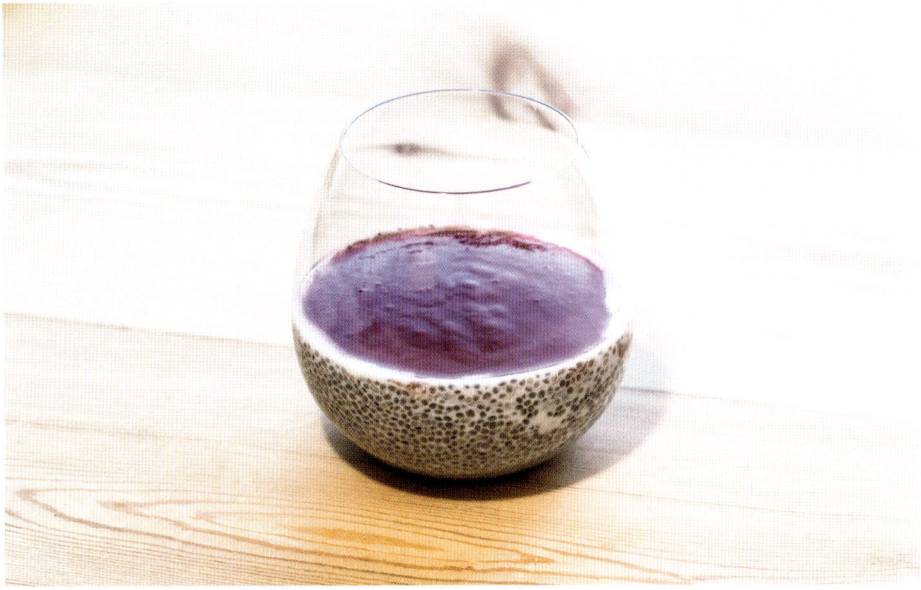

Pudin de chía con mermelada casera (arriba) y *green smothie*.

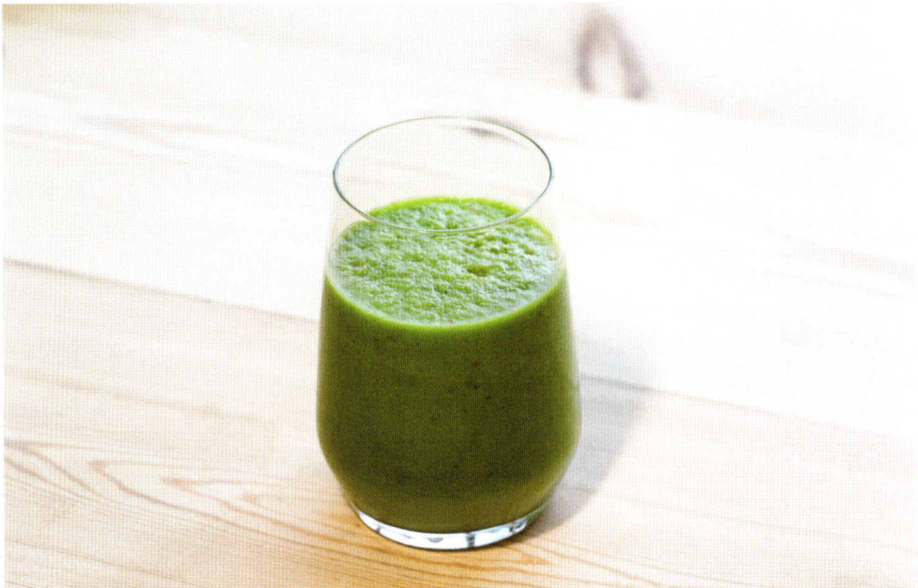

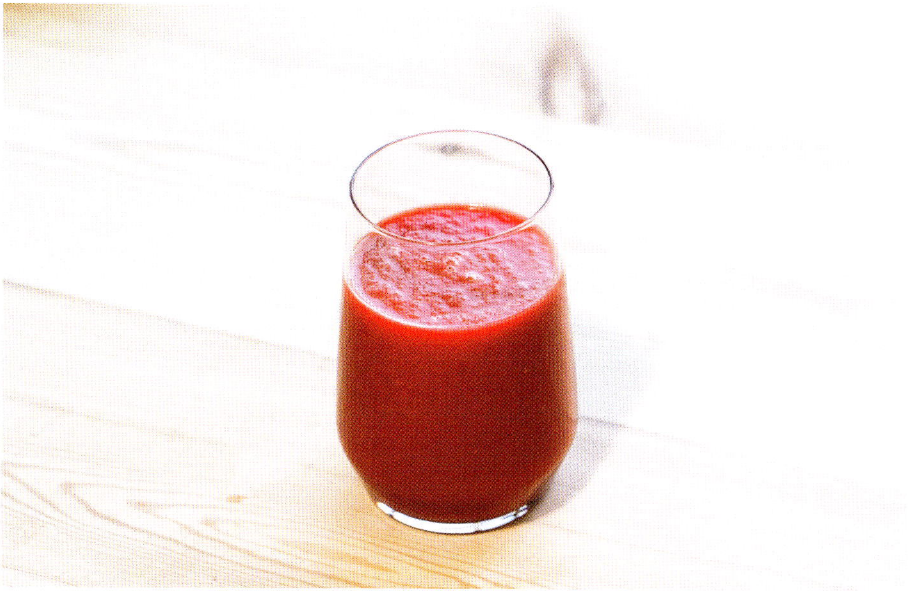

Smothie de remolacha (arriba) y batido de cacao.

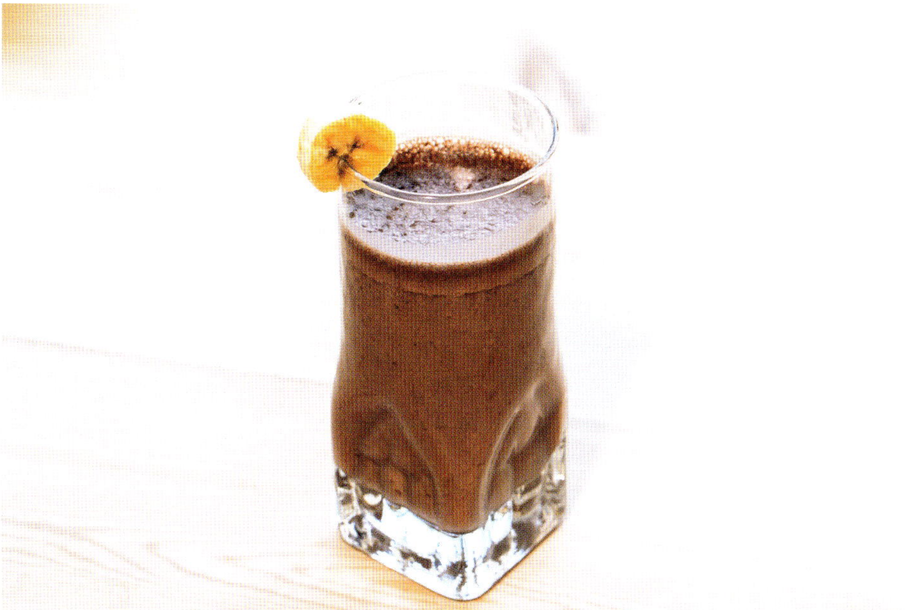

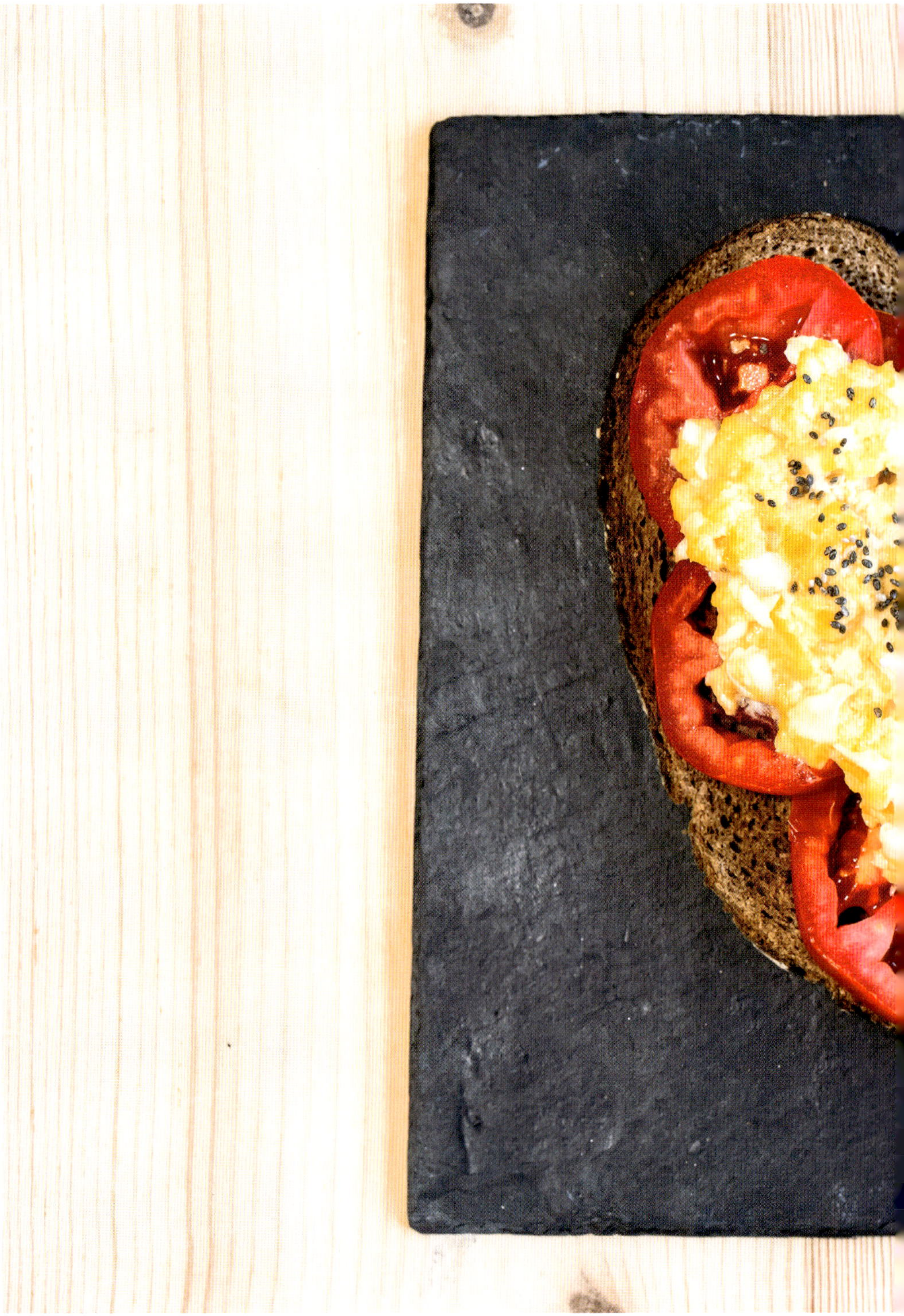

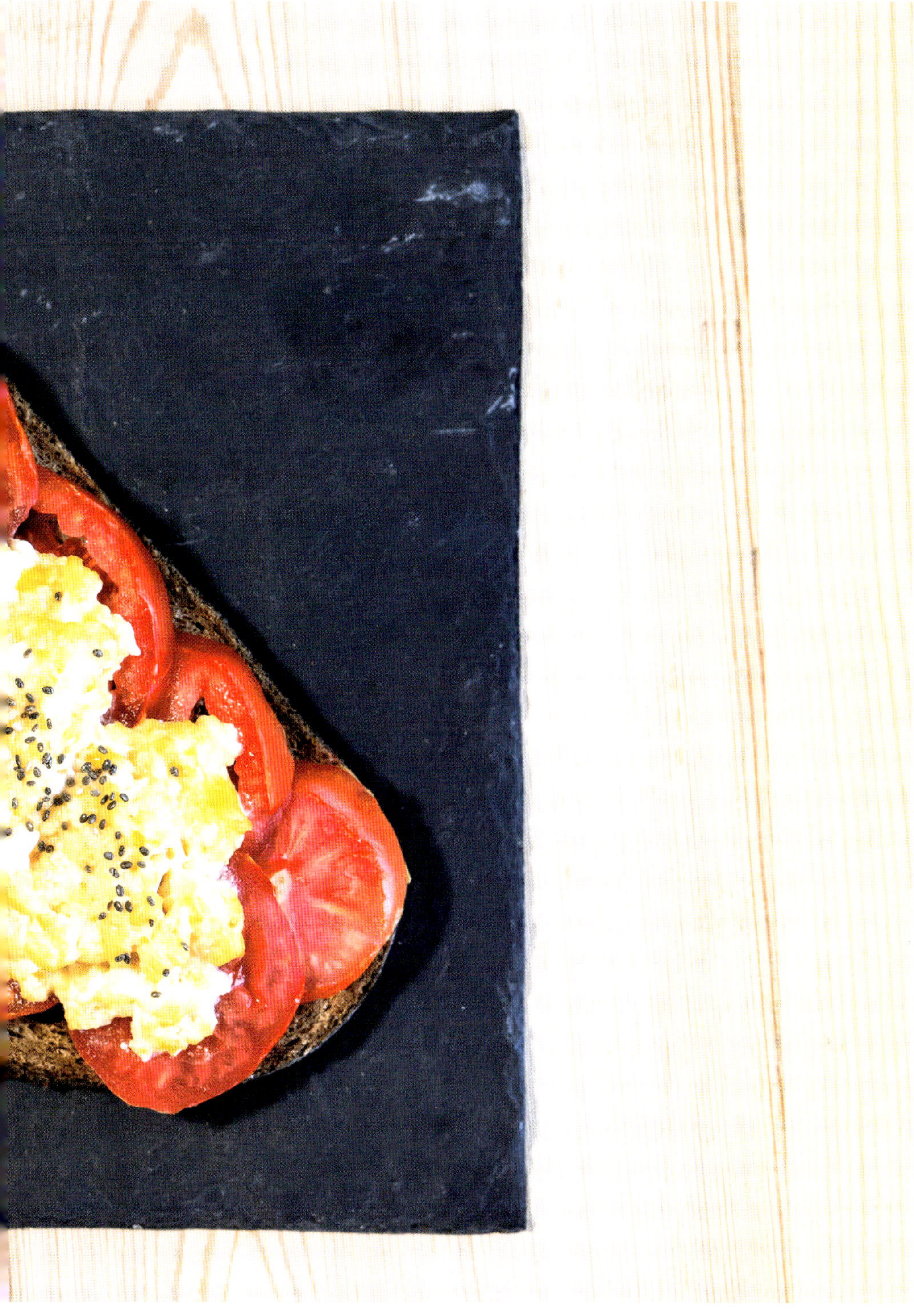

Tostada con huevo revuelto, tomate y semillas.

Brochetas de fruta para las meriendas de los más pequeños.

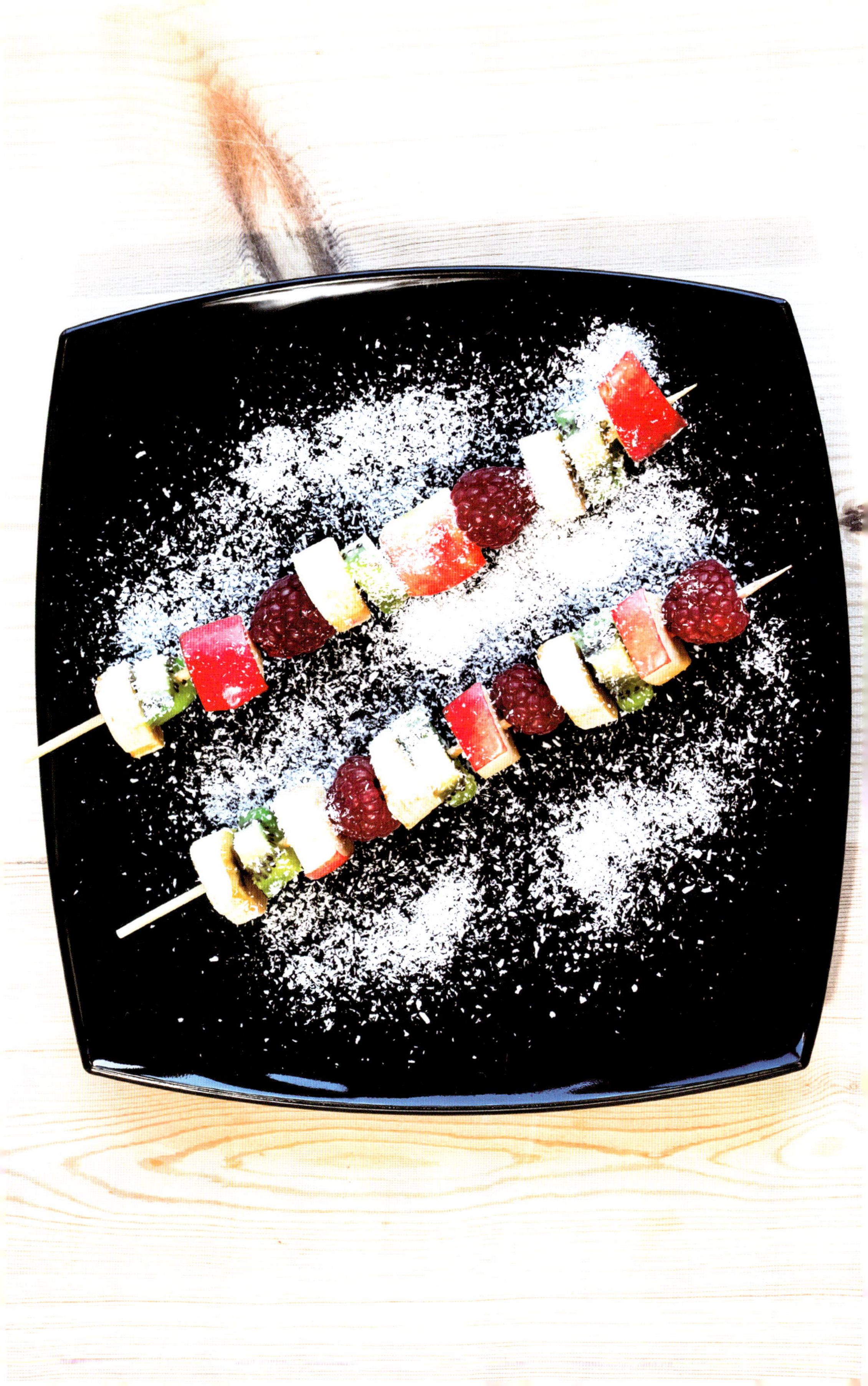

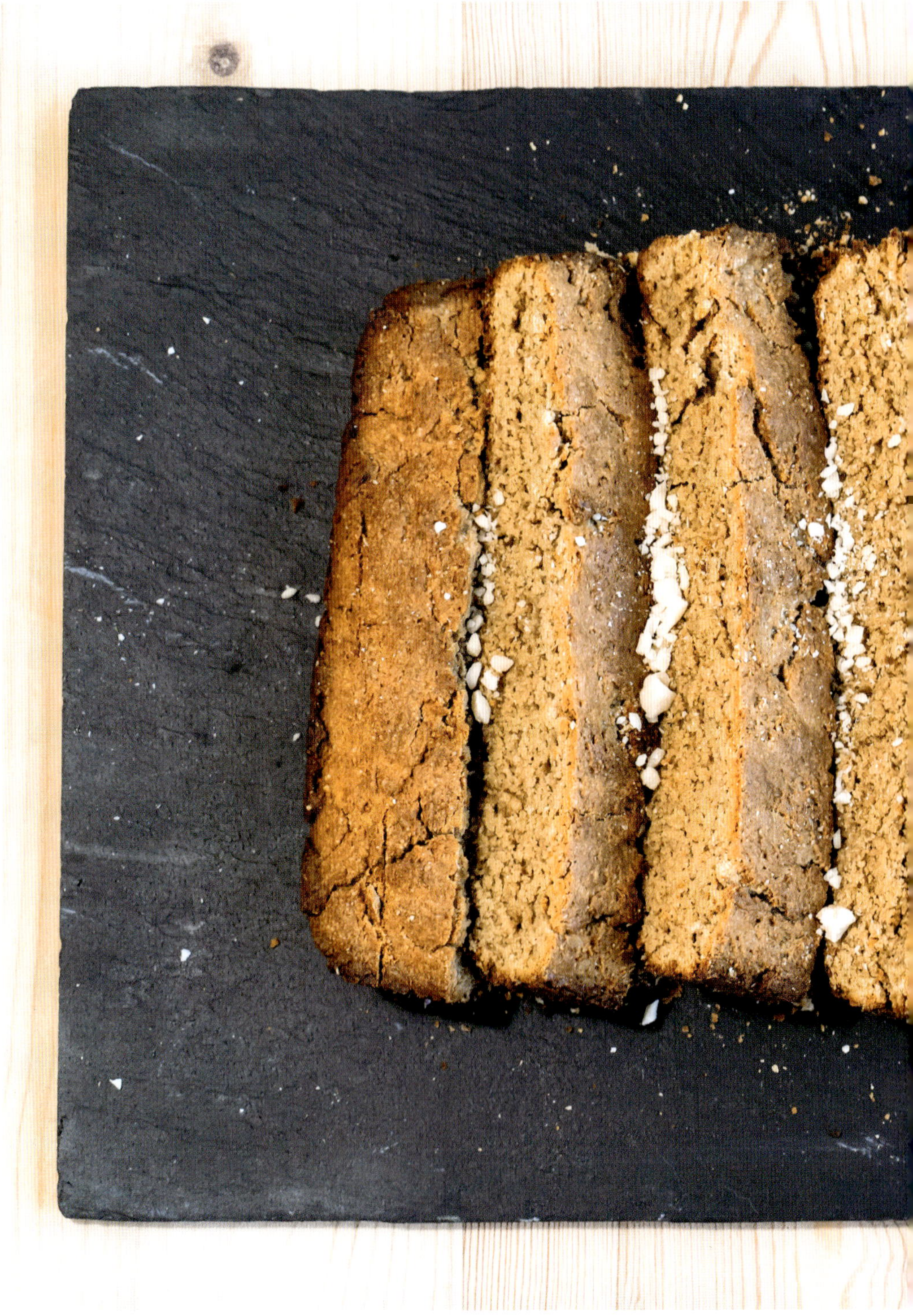

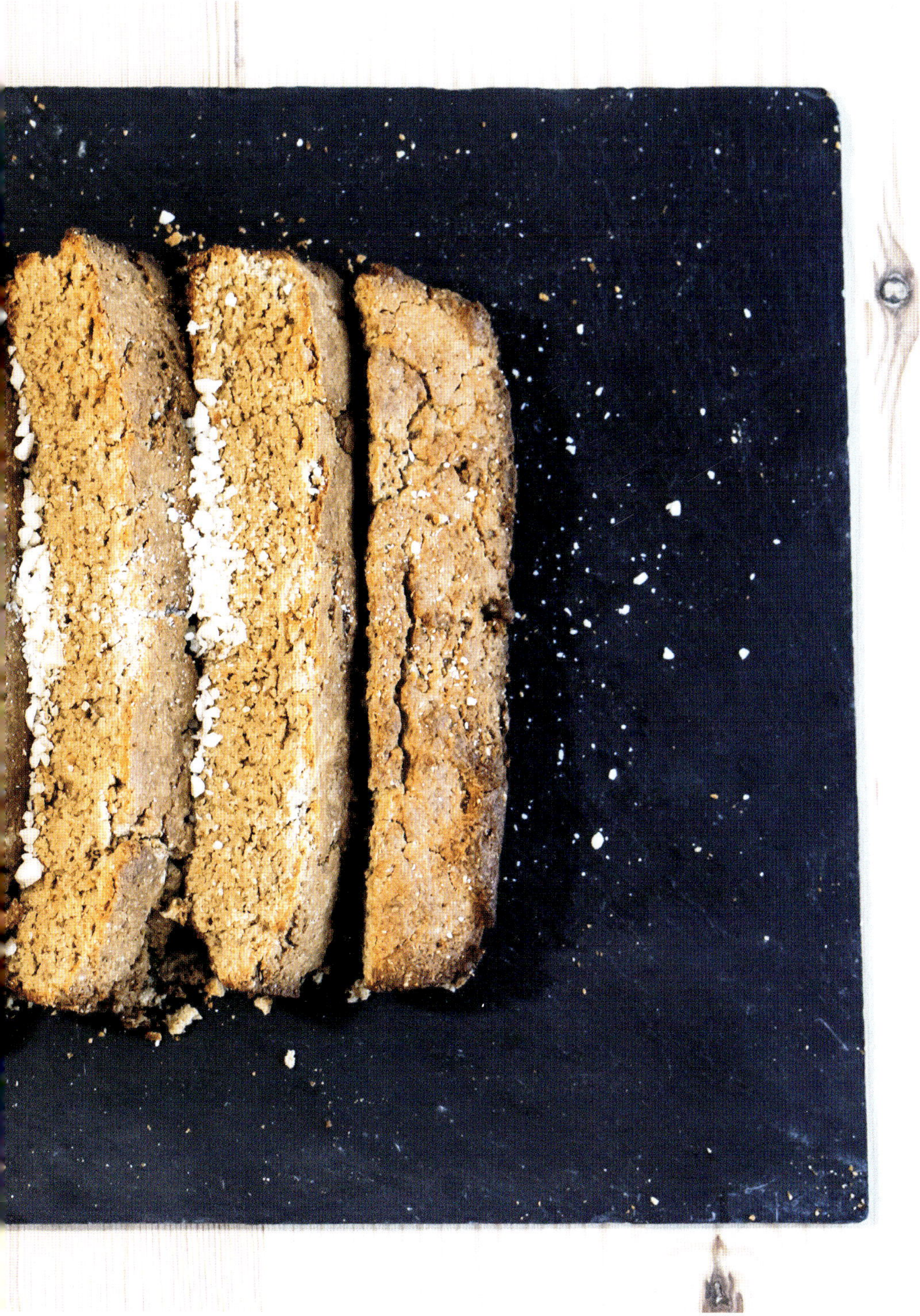

Banana bread con almendras picadas.

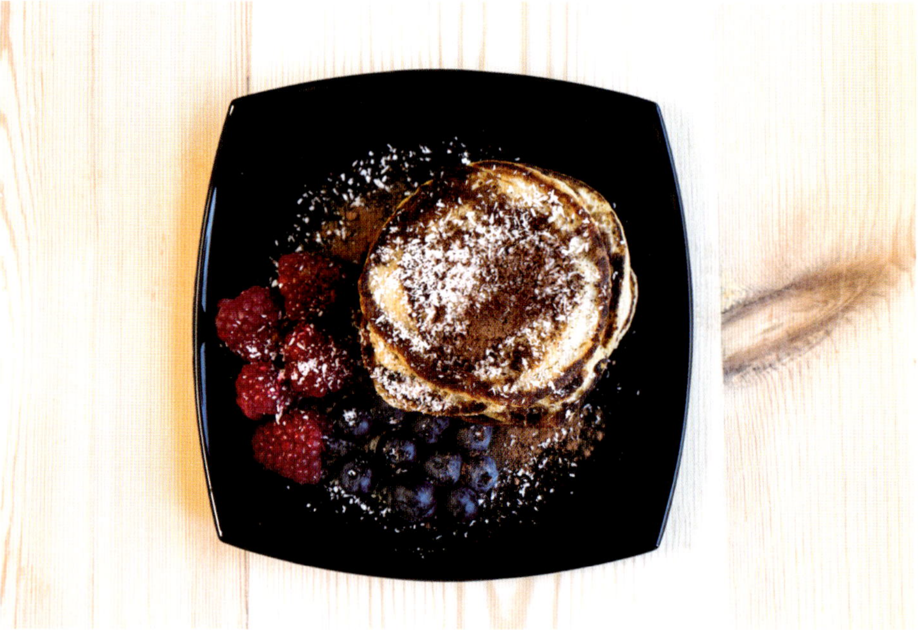

Pancakes de plátano con frutos rojos y coco.

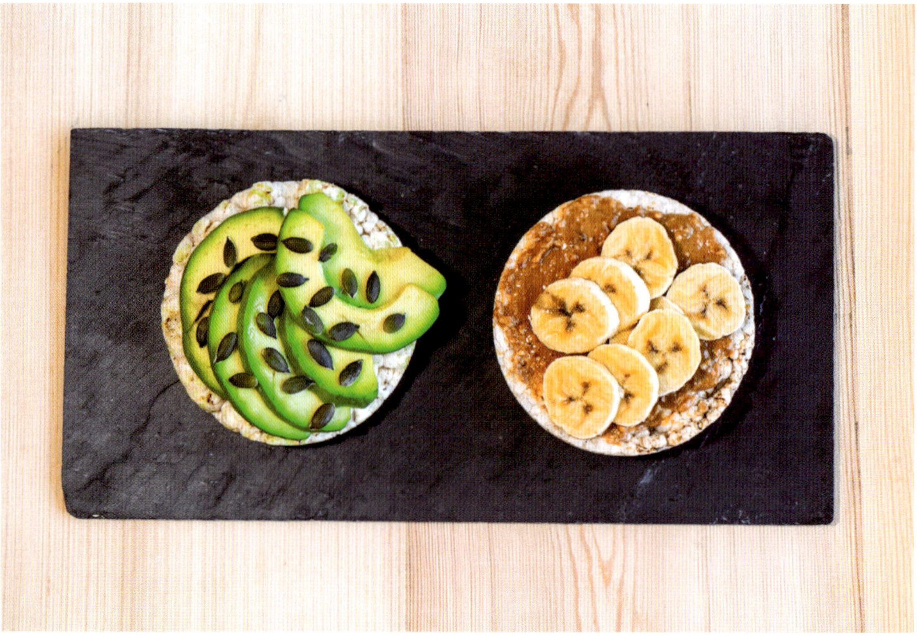

Tortitas de arroz con aguacate y pipas o crema de cacahuete y plátano.

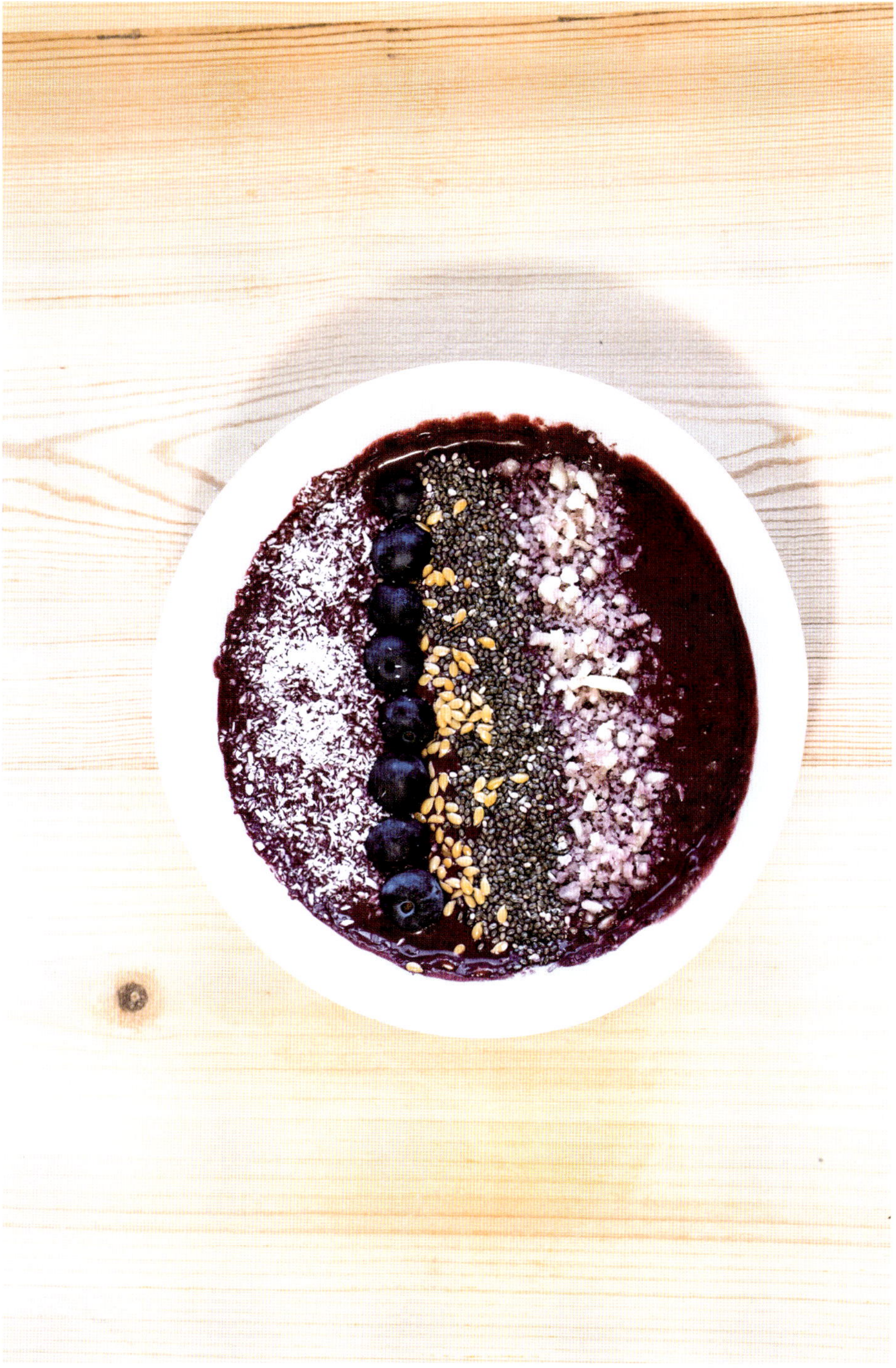

Acai *bowl*.

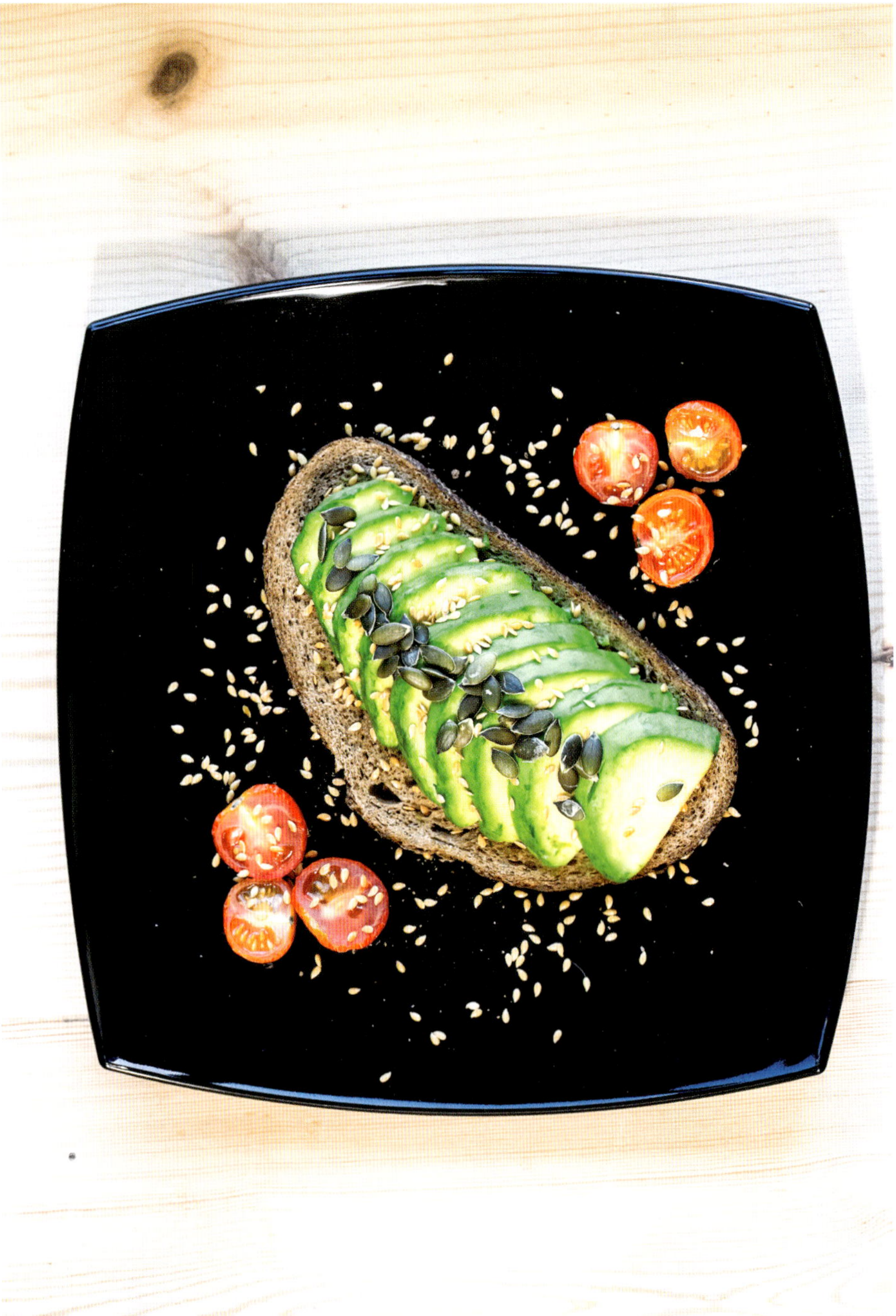

Tostada de aguacate con semillas y tomates cherry.

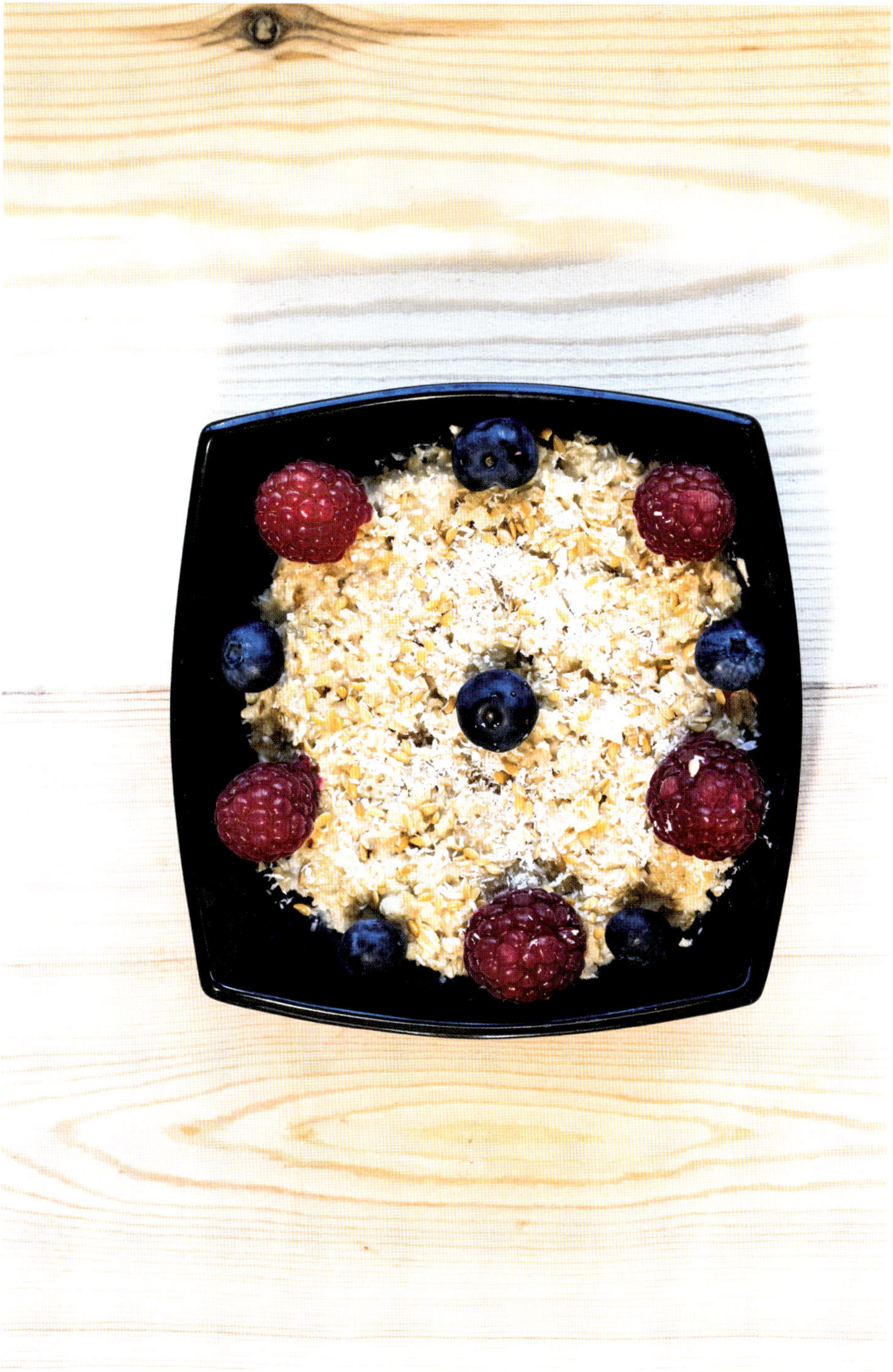

Overnight oats: un desayuno rápido y completo.

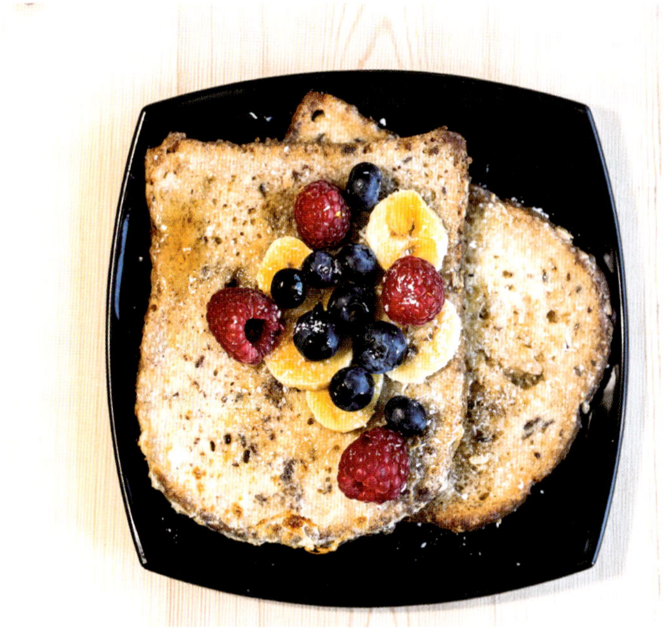

French toasts para los momentos más dulces.

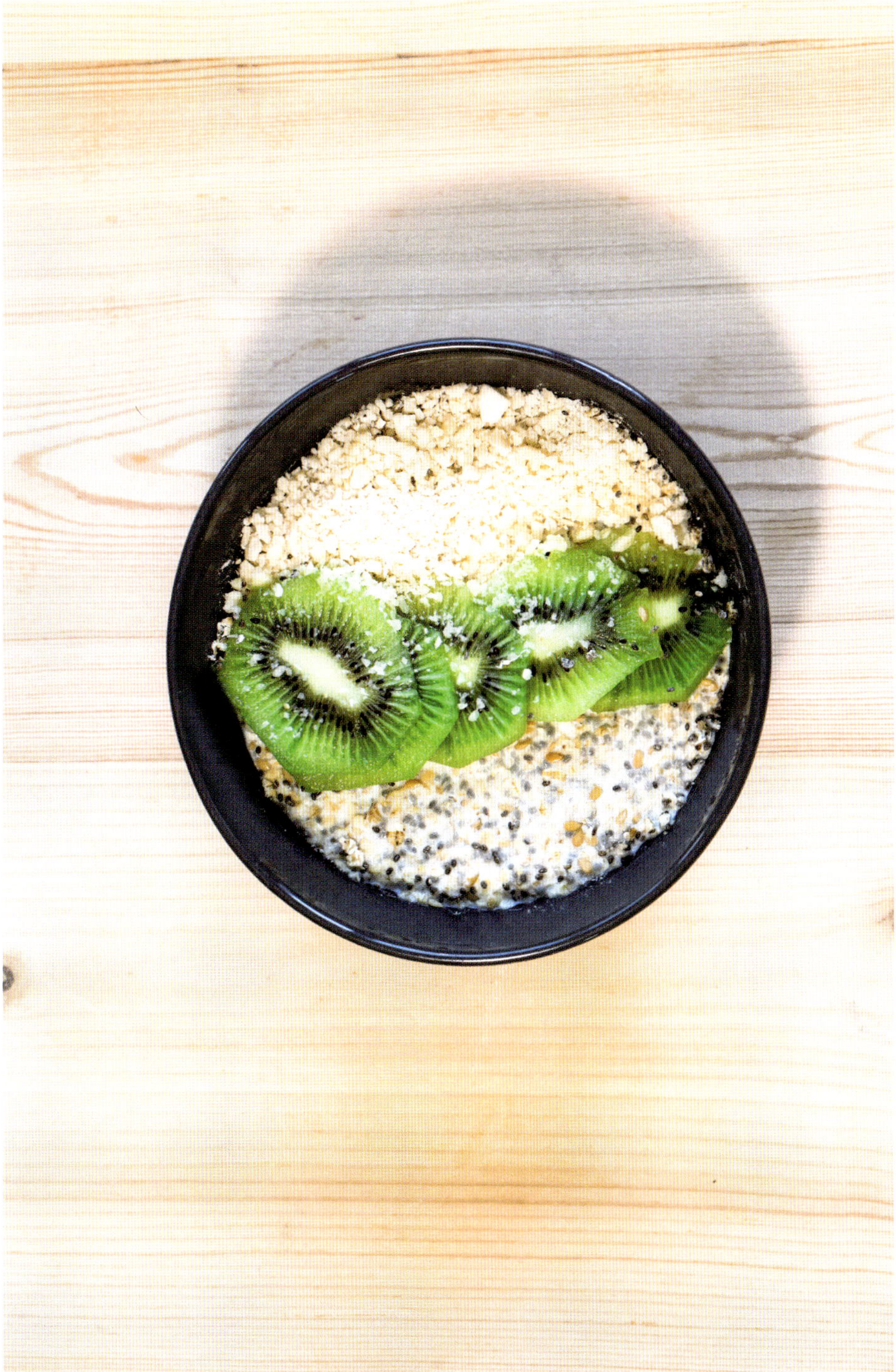

Pudin de chía con almendras y kiwi.

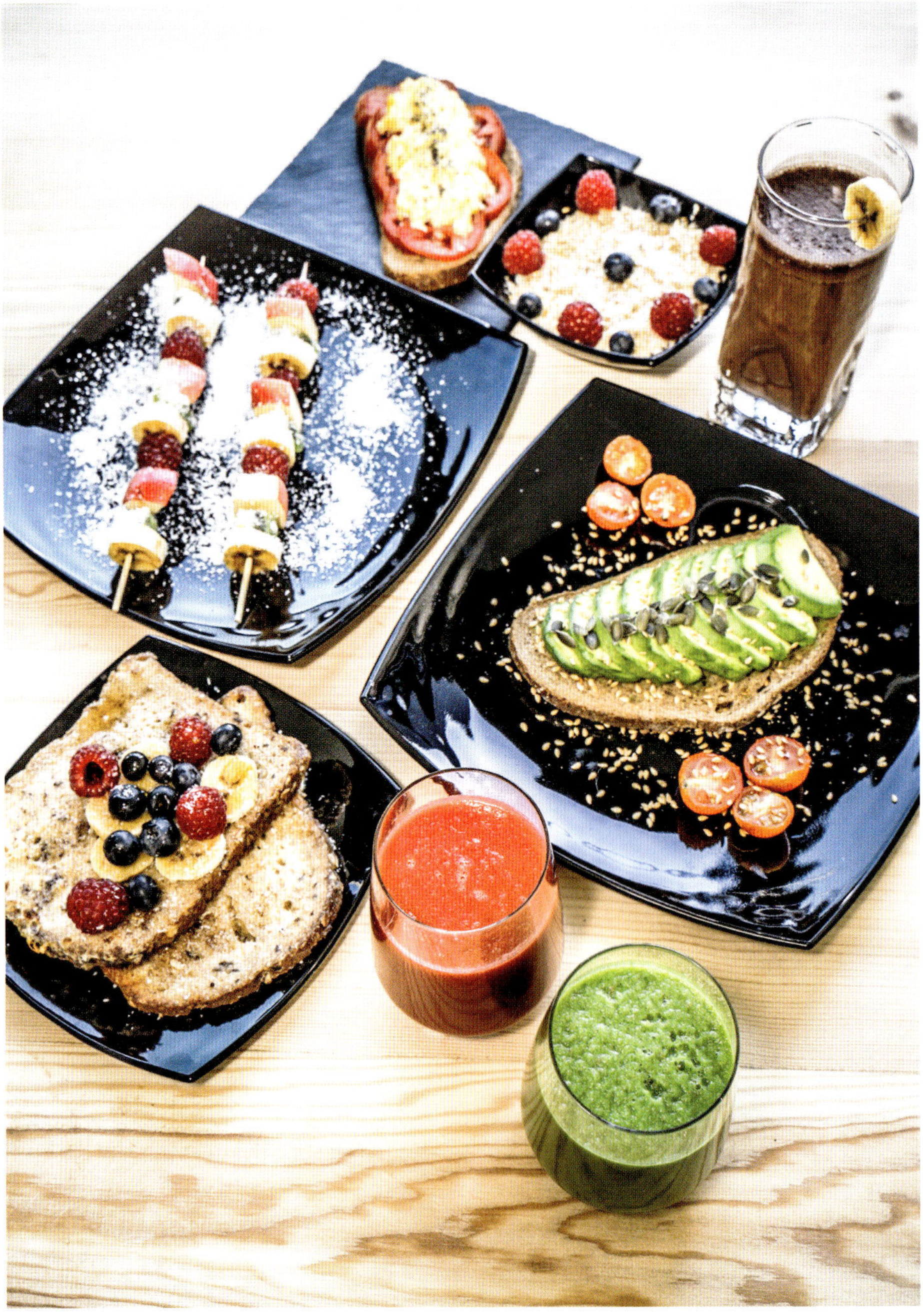

Salud en tu mesa.

Tostadas con tomate natural y huevo

- Ideal para aportar una buena dosis de proteínas y recuperar muscularmente.
- Preparación: 5 minutos.

Ingredientes

- 2 tostadas de un buen pan.
- 1 huevo.
- 1 cucharada de tomate rallado natural o varias rodajas de tomate.

Para preparar estas sanas tostadas, elige un buen pan y tuesta dos rebanadas. Mientras, ralla medio tomate o corta unas cuantas rodajas y colócalo sobre el pan tostado. El huevo puedes añadirlo revuelto, a la plancha, cocido, poché... Tú eliges la forma que más te guste y puedes ir variando.

¡Pocos desayunos tan nutritivos y deliciosos como este! Puedes acompañarlo de una pieza de fruta o uno de nuestros saludables *smoothies*.

Banana bread

- Ideal para esos días que tienes ansiedad por el dulce y quieres buscar una alternativa saludable sin renunciar a un bocado goloso, y también para esos días, por ejemplo el fin de semana, que tienes más tiempo para preparar tus recetas.
- Preparación: 45 minutos. Es una receta un poquito más elaborada, pero la puedes preparar y te dura varios días.

Ingredientes:

- 1 taza de harina integral.
- 2 cucharadas de azúcar de coco (bajo índice glucémico).
- 1 cucharada de levadura.
- 1 cucharada de harina.
- 1 cucharadita de sal del Himalaya.
- 2 huevos (a poder ser, ecológicos).
- 3 plátanos maduros.
- 1 cucharada de mantequilla de cacahuete o almendras.
- ¼ taza de aceite de coco.

Calienta previamente el horno a 180° C.

Combina todos los ingredientes secos en un *bowl* y mézclalos. Al mismo tiempo, mezcla los plátanos, los huevos, la cucharada de mantequilla de frutos secos y el aceite de coco en una trituradora y bátelo todo hasta obtener una textura suave y homogénea.

Después, añade esta mezcla al *bowl* de ingredientes secos y mézclalo todo bien.

Viértelo en un recipiente alargado y deja que se cocine durante 30 minutos aproximadamente en el horno a 180° C. Cuando esté listo, déjalo enfriar unos 15 minutos.

Puedes añadirle por encima miel, más mantequilla de frutos secos o lo que tú decidas.

SNACKS PARA NIÑOS

- Helado de fresa saludable.
- Batido de cacao casero.
- Brochetas de fruta.
- *French toasts* con plátano.

Helado de fresa saludable

- También conocido como «*nice cream*».

Ingredientes

- Plátano congelado.
- Fresas congeladas.
- Medio vasito de leche o bebida vegetal.

¡Mezcla todos los ingredientes en la batidora hasta obtener una textura de helado irresistible!

Batido de cacao casero

- Una opción para sustituir el típico batido de chocolate repleto de azúcares. Es facilísimo de preparar y únicamente hacen falta tres ingredientes.

Ingredientes

- 250 ml de leche o bebida vegetal.
- 2 cucharadas de cacao puro.
- ½ plátano

Mezcla todos los ingredientes en la batidora y ya tienes un delicioso batido de sabor chocolate sin azúcar. ¡Ideal para la merienda!

Brochetas de fruta

- Sencillo y saludable a partes iguales.

Ingredientes

- Diferentes frutas troceadas a tu elección.

Es tan fácil como trocear diferentes frutas, y con un palillo de los grandes ir añadiendo las frutas de forma variada y apetitosa.

French toasts con plátano y fresa.

- Ideal para una merienda de cumple o cuando van más niños a casa a merendar.

Ingredientes

- 2 rebanadas de pan.
- 1 cucharadita de canela.
- Leche o bebida vegetal.
- 1 huevo.

En primer lugar, mezclamos en un bol el huevo, la leche y la canela. Metemos las rebanadas de pan en la mezcla y las freímos en la sartén con un chorrito de aceite de oliva virgen extra.

Dejamos unos minutos por cada lado y las servimos en un plato. Añadimos trocitos de fruta (plátano, fresa...) y podemos endulzar con un poquito de miel o sirope (esto último es opcional).

MIS *SMOOTHIES* FAVORITOS

Batido verde

Ingredientes

- 1 puñado de espinacas.
- El zumo de medio limón.
- ½ manzana roja o verde.
- 1 tallo de apio.
- ½ vasito de agua de coco o agua.

¡Mezclar todos los ingredientes en la batidora y listo!

Pantera rosa

Ingredientes

- 1 plátano maduro.
- 1 puñado de frambuesas congeladas.
- 1 puñado de almendras remojadas previamente.
- ½ vasito de agua de coco, agua o leche de coco.

- (Puedes añadir un puñado de copos de avena si quieres que sea más completo y nutritivo).

¡Mezcla todo los ingredientes hasta obtener una textura cremosa y un color muy muy apetitoso!

Batido detox

- 2 zanahorias.
- 2 remolachas pequeñas o 1 grande.
- 1 manzana verde.
- 1 trocito de jengibre.
- 1 tallo de apio.
- ½ vasito de agua o agua de coco.

¡A la batidora y punto!

SUPERALIMENTOS O ALIMENTOS ESTRELLA, LOS ALIMENTOS TOP

En los últimos años, han aparecido y con mucha fuerza los llamados superalimentos con infinitas propiedades y beneficios para nuestro organismo.

Honestamente, considero que no hay ningún alimento milagroso, sino que la clave está en la base de tu alimentación y en una dieta saludable y equilibrada, pero... ¿por qué no añadir alimentos que nos van a aportar tantos beneficios? Os explico algunos de los que yo más consumo y recomiendo a mis pacientes:

- **Acai**. Hemos visto en el apartado de desayunos una receta basada en este alimento. Las bayas de acai son muy ricas en antioxidantes y en ácidos grasos omega 3, 6 y 9, aportan mucha energía y mejoran nuestro sistema inmune.
- **Semillas de chía**. Fáciles de combinar en muchas recetas. Son también muy ricas en omega 3 y son una gran fuente de calcio y fibra, ayudando a regular nuestro tránsito intestinal. También son muy saciantes, por lo que es una de mis recomendaciones en programas de pérdida de peso.
- **Cúrcuma**. Esta especie de color amarillento y muy aromática es un gran antiinflamatorio, ayuda a cuidar nuestro corazón, es un gran antioxidante, cicatrizante y anticancerígena. La puedes añadir a tus platos, tomarla en infusión, como suplemento...
- **Bayas de goji**. Estos pequeños frutos rojos promueven la longevidad. Son ricas en fibra y antioxidantes, protectoras de la vista y la piel. Resultan muy fáciles de añadir a tus recetas, por ejemplo en ensaladas, en cualquier *smoothie* o *bowl* de desayuno, como *topping* con copos de avena. ¡Las combinaciones son infinitas!

CAPÍTULO 11

¿Quieres saber algo más sobre mí?

Rutina de mañana

Cuando suena la alarma, lo primero que hago es ir a ver a mi hijo, darle un beso y comprobar que tengo unos minutos más mientras él duerme hasta que empiece la acción. A continuación, suelo coger el móvil, reviso emails, redes sociales y WhatsApp de mi gente, hago 5-7 minutos de estiramientos, y si mi marido no entra pronto a trabajar ese día, es cuando aprovecho para hacer deporte, ya que es el momento del día en que mis niveles de energía están más altos y mi mente más concentrada.

Ahora sí, una buena ducha, un desayuno compartido con la gente que quiero, siempre saludable y con las calorías necesarias para poder afrontar la mañana con garantías y sonrisa. Tengo la suerte de sentirme una privilegiada.

Imprescindibles en mi cocina

- Bebida de arroz y coco.
- Yogur natural de alto valor biológico.
- Fruta y verduras de temporada.
- Copos de avena y muesli.
- Tableta de chocolate del 85 por ciento de la marca Lindt.
- Aceite de oliva virgen.
- Aguacates.

- Salmón y otros pescados azules
- Pan de centeno integral alemán.
- Pan candeal de trigo sarraceno Leon The Baker.
- Agua de mar.
- Quesos (de cabra, batido, kéfir).
- Café.
- Infusiones Josenea.
- Agua de coco.
- Macarrones de espelta, lentejas, quinoa y arroz integral.
- Huevos ecológicos o camperos.
- Vino albariño.

Caprichos inconfesables:

- Embutidos ibéricos de mi pueblo de Salamanca (lomo y jamón).
- Empanada gallega.
- Tortilla de patata.
- Pastas de Zamora.

Plan preferido para el fin de semana

Familia y/o amigos + deporte en alguno de mis lugares favoritos: la playa de Razo, Gallegos de Solmirón, *sweet home*.

Una palabra que repitas cuando la motivación escasea

«Confía en ti. Eres fuerte, eres capaz». Es una frase que digo a menudo desde que tenía que afrontar retos deportivos importantes antes de competir.

Mejores consejos que te han dado

«Con tolerancia y respeto nunca fallas». «Nunca pierdas tu esencia porque eres auténtica».

Mejor virtud y peor defecto

Como mejor virtud quizás destacaría mi capacidad de trabajo y la inteligencia emocional. Y el peor defecto es que, como buena Tauro, soy cabezona y de mecha rápida.

Momento más feliz de mi vida

El nacimiento de mi hijo y el día de mi boda a nivel personal, y la final del Campeonato de Europa de natación en Madrid en 2004 y la apertura de mi centro CrysDyaz & Co a nivel profesional.

¿De qué te sientes más orgullosa?

De haber conseguido dedicarme en mi día a día a mejorar la vida de la gente, y que ellos me lo transmitan así. También de que la gente me vea tal y como soy y de que mi familia y amigos se sientan orgullosos de lo que hemos creado.

Mi *look* preferido para entrenar

Una buena deportiva (mi preferida del momento es la Ultra Boost 19), unas mallas y bra que consigan sujeción y flexibilidad para adaptarse al entrenamiento que haga a partes iguales. Además, adoro las chaquetas para el pre y post *training* con un toque *cool* y moderno al estilo Stella McCartney. Los que me conocen saben que Adidas es mi marca de elección. El pelo siempre recogido en una coleta tirante o trenza y la cara lavada.

¿Es fácil/difícil entrenar a celebrities?

En mi caso, es tan fácil o difícil como entrenar a cualquier otra persona no mediática. Depende de nuestro objetivo, su fuerza de voluntad y etapa de la vida en la que se encuentre, necesitaremos más o menos esfuerzo, pero si hay algo que me define y quizás diferencia es que no paro hasta conseguirlo con ellas, intentando ponerme en su lugar en todo momento y trabajando desde el equilibrio de lo que su cuerpo y su mente dictan cada día. Soy muy muy Tauro. Además, el trato diario hace que acaben convirtiéndose en grandes amigas.

¿A qué le tienes miedo?

A perder a la gente que quiero, a no controlar lo que depende de mí y a que sufran.

Consejos para un buen descanso

- Dejar los dispositivos electrónicos fuera de la habitación.
- Hacer un ejercicio de meditación/respiración de unos 5 minutos antes de irte a la cama.
- Intentar dejar de lado actividades que te activen (móvil, email, trabajo) durante la hora antes de irte a dormir y cambiarlas por una ducha relajante, una buena conversación con la persona que quieres, un libro, música y una infusión...
- Tratar de no irte a la cama con preocupaciones, y si las tienes, usar la empatía y visualizarlas de un modo constructivo.

Tres palabras que te definan

Soñadora, constante y resiliente.

¿Cuál es la clave del éxito?

El esfuerzo, no dejar de ilusionarte y soñar nunca, y no pasar jamás por encima de tus valores, es decir, mantener su esencia. Con ese cóctel creo que el éxito está asegurado.

Crys Dyaz es feliz cuando...

Cuando sonríen las personas que quiero, y cuando, de un modo u otro, les veo felices. Felicidad es que mi hijo de dos años alcance una estantería a la que antes no llegaba, y se sienta mayor. Emoción es ver a la gente que te quiere orgullosa de ti y admiración es ver en la cara de un paciente un reto conseguido y cuando llora al agradecerte tu ayuda o apoyo.

CAPÍTULO 12

Mis frases motivacionales preferidas

Diez frases para esos días en los que no tienes fuerza para entrenar

1

Los ganadores nunca se rinden y los que se rinden nunca ganan.

2

Mírate al espejo. Ese es tu competidor.

3

Si has podido llegar hasta aquí, puedes dar un paso más.
Y otro. Y otro.

4

Si realmente es importante para ti, encontrarás un camino.
Si no, encontrarás una excusa.

5

La única motivación verdadera es la automotivación.

6

Te arrepentirás más por no haberlo intentado
que por haber fracasado.

7

Ese instante en el que quieres tirar la toalla es precisamente
el instante en el que más debes insistir.

8

Todo campeón fue una vez un luchador que nunca se rindió.

9

Hoy es el día, ahora es el momento.

10

Es pronto. Hace frío. Llueve.
Te preguntas por qué lo haces y solo una respuesta: **GOLD**.

Diez frases a las que acudir en tus días tristes

1

El camino al éxito es la actitud.

2

«No existe la felicidad que viene de afuera,
tienes que encontrarla en ti mismo» (*Beethoven*).

3

La felicidad no es una estación a la cual llegar,
sino una manera de viajar.

4

La felicidad consiste en poner de acuerdos tus pensamientos,
tus palabras y tus hechos.

5

Dale a cada día la posibilidad de ser el mejor día de tu vida.

6

Lo único imposible es aquello que no intentas.

7

No te rindas nunca, porque nunca sabes si el próximo intento será el que funcionará.

8

No te ahogarás por caerte en el mar, sino por no salir de él.

9

Pregúntate si lo que estás haciendo hoy te acerca al lugar en el que quieres estar mañana.

10

Nada tarda tanto en llegar como lo que nunca se empieza.

Diez frases para leer si te cuesta adquirir un hábito de alimentación saludable

1

No empieces una dieta que terminará algún día,
comienza un estilo de vida que dure para siempre.

2

Si comes bien hoy, tu cuerpo te lo agradecerá mañana.

3

Aquellos que piensan que no tienen tiempo para una alimentación saludable tarde o temprano encontrarán tiempo para la enfermedad.

4

No necesitas comer menos, solo necesitas comer bien.

5

Que tu medicina sea tu alimento y el alimento tu medicina.

6

La comida que comes puede ser la forma más segura de medicina o el más lento de los venenos.

7

La salud no se trata del peso que pierdes, sino de la vida que ganas.

8

Somos lo que comemos, pero lo que comemos nos puede ayudar a ser mucho más de lo que somos.

9

Todo camino empieza por un primer paso.

10

Cuida tu cuerpo. Es el único lugar que tienes para vivir.

¿Qué leer? Recomendaciones

Nutrición

- Basulto, Julio, *Dieta y cáncer*, Martínez Roca, Madrid, 2019.
- Campbell, T. Colin, *El estudio de China*, Sirio, Málaga, 2012.
- Uriarte, Gabriela, *Sin dieta para siempre*, Vergara (Ediciones B), Barcelona, 2019.
- Verdaguer, Xevi, *Transforma tu salud*, Grijalbo, Barcelona, 2017.

Recetas saludables

- Pérez Martínez, Elena y Hernández Alcalá-Pérez, María, *Futurlife21, Aprende a elegir salud*, Futurlife Salud 21, Madrid, 2018.
- Sucrée, Chloé, *Being biotiful. Comidas deliciosas, rápidas y saludables con el método Batch Cooking*, Grijalbo Ilustrados, Barcelona, 2019.

Ejercicio

- Barakat, Rubén, *Influencia del ejercicio físico en el proceso de embarazo y parto*, EAE, 2012.
- Basulto, Julio, *Comer y correr*, Debolsillo, Madrid, 2017.
- Del Barrio, Isabel, *Correr es algo más*, Grijalbo Ilustrados, Barcelona, 2017.
- Martínez, Chema, *No pienses, corre*, Espasa, Madrid, 2015.
- Mitre, Cristina, *Mujeres que corren*, Booket, Barcelona, 2016.

- PATAKY, ELSA y SARTORIUS, FERNANDO, *Intensidad MAX*, La Esfera de los Libros, Madrid, 2014.

Anatomía y fisiología

- CALDERÓN, FRANCISCO JAVIER, *Fisiología humana. Aplicación a la actividad física*, Editorial Médica Panamericana, Madrid, 2012.
- SOBOTTA, JOHANNES, *Atlas de anatomía humana*, Elsevier, 2018.

Crecimiento personal

- DYER, WAYNE, *Tus zonas erróneas*, Debolsillo, Madrid, 2010.
- JERICÓ, PILAR, *Héroes cotidianos*, Booket, Barcelona, 2011.
- TOLLE, ECKHART, *El poder del ahora*, Gaia, Madrid, 2013.

Libros para padres

- BASULTO, JULIO, *Se me hace bola*, Debolsillo, Madrid, 2013.
- GONZÁLEZ, CARLOS, *Un regalo para toda la vida*, Booket, Barcelona, 2012.

  Bésame mucho, Espasa, Madrid, 2012.
- L'ECUYER, CATHERINE, *Educar en el asombro*, Plataforma Editorial, Barcelona, 2012.

Motívate

Usa este espacio para apuntar todo aquello que te hace feliz, que te inspira, que te ayuda cada día.

Epílogo

Lo recuerdo.

Recuerdo el día que nos conocimos.

Recuerdo todas y cada una de las emociones que me transmitiste desde aquel primer instante: fuerza, energía, motivación, inspiración, cercanía... No olvido que me mirabas fijamente a los ojos (me encanta la gente que lo hace). Tu larga y rubia melena recogida en una alta coleta tirante que te hacía parecer más alta, más fuerte. Tu frente, muy despejada, dejaba ver tus ojos intensos, cercanos, que intentaban decirme en silencio: «Voy a hacerte ser un poquito mejor». Inocente de mí, en aquel momento no sabía la suerte que iba a tener y que poco a poco ibas a entrar en mi vida para hacerla más bonita. Era una mañana de sábado, de un día inmensamente soleado. Yo acudía expectante a mi primer entrenamiento personal, y ahí, justo en ese instante, empezó todo...

Recuerdo que aquel primer día me impresionaste. Me emocionaste.

Ha pasado tan rápido el tiempo, han volado los años... como una luz que resplandece unos segundos en el cielo y se va, fugazmente. Demasiado rápido quizás, ya que contigo me gusta darle al stop, parar por un momento el tiempo y disfrutar un ratito más de tu sonrisa, de un caluroso abrazo, de una conversación sin terminar... Pero al mismo tiempo, estos años han estado llenos y repletos de momentos para guardar en la cajita de los recuerdos. Has crecido tanto, te has hecho tan grande... Y te aseguro, Crys, que todo lo que tocas lo llenas de magia, de alma.

Y fíjate hoy, varios años después, tengo que añadir a todas esas bonitas emociones que me hiciste sentir el orgullo, la fortaleza, la profesionalidad y la sencillez que sigues mostrando en todas las facetas de tu vida y que aquel día, aunque intuía, desconocía por completo. No era consciente ni podía imaginar el regalo tan inmenso que la vida tenía preparado para mí.

Me siento afortunada, orgullosa, feliz de abrir la casilla de salida en este maravilloso viaje que es tu primer libro, un pedacito de ti que has querido compartir con todos los que te admiramos, para todos los que te seguimos, te conocemos, te confiamos nuestra salud y te entregamos un trocito de nuestro corazón, sabiendo que tienes esa capacidad única de hacer mejores a todos los que estamos a tu alrededor.

Gracias, Crys, por dar sentido a la primera persona del plural. Por cambiar mi vida, por empujarme a salir de mi zona de confort, por animarme a superar mis miedos, por escucharme, por sujetarme cuando he necesitado parar, por hacerme ser mejor. Por hacerme creer que hay personas que, con su luz, iluminan a todos los demás. Y tú, te aseguro que solamente tú, tienes esa capacidad.

Gracias también por ser siempre tan generosa, por compartir tu interminable conocimiento, tus consejos, por hacer de los kilómetros que nos separaban una simple cifra, por sostenerme y hacerme brillar, por no solo no cortarme las alas, sino por empujarme a volar.

En último lugar, gracias, Cris, y esta vez lo escribo sin i griega, que es tu nombre más profesional, sino con i latina, porque ahora me refiero a ti, a tu esencia, esa que únicamente eres tú, más allá de redes sociales, lejos de grandes marcas, sencillamente tú. Tan inmensa e incomparable **TÚ**.

A cada uno de vosotros, y a ti, que estás leyendo estas primeras líneas ilusionado y expectante por lo que este libro te va a regalar, te deseo un muy feliz viaje por cada una de sus palabras, de sus páginas, de sus sabias reflexiones e inmejorables consejos, y espero que, al igual que me pasó a mí, te ayude a remover, a buscar y rotundamente encontrar, en definitiva, «tu mejor versión».

Sara Chicote